Guidelines for Dental Implants in Periodontal

歯周病患者における インプラント治療の ガイドライン

特定非営利活動法人 日本臨床歯周病学会

監著 宮本泰和、二階堂雅彦　編著 木村英隆、清水宏康

石井肖得
海本一夫
佐々木 猛
土岡弘明
中島 康
西岡信治
長谷川嘉昭
牧江寿子
牧 幸治
松井孝道
守 篤彦
安増一志
山口幸子
吉田 茂
吉野敏明
（50音順）

クインテッセンス出版株式会社　2013

Tokyo, Berlin, Chicago, London, Paris, Barcelona, Istanbul, Milano, São Paulo, Moscow, Prague, Warsaw,
Delhi, Beijing, Bucharest, and Singapore

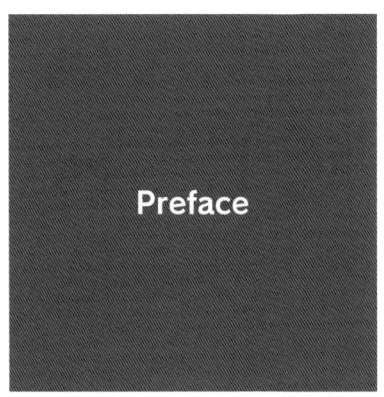

Preface

　二十世紀の歯科医学における、もっとも大きなイノベーションの1つとしてオッセオインテグレーション・インプラントが挙げられる。インプラント治療の成功率は、インプラント表面性状の進歩、歯科用CTやコンピュータ・シミュレーションシステムの開発、あるいは歯槽骨や上顎洞の骨造成法などの考案とともに向上し、インプラント治療は急速に普及してきた。

　その一方で、インプラント周囲炎や神経の損傷などといった問題も多く報告されるようになり、患者とのトラブルが多発し、マスコミなどでも取り上げられる事態となっている。当然のことながら、歯科における多くの学会や団体が、インプラント治療の安全性を高めるために「治療指針」や「ガイドライン」を策定するなどの対応を行っている。しかし、インプラント治療の安全性を向上させるためには、インプラント治療だけでなく、歯周治療、外科治療、補綴治療などにおいても一定レベル以上の知識と治療技術の習得が必要である。そして、それらの教授方法やインプラント治療への理解を患者に得てもらうための患者への啓発なども重要である。

　では、歯周病患者に対するインプラント治療の安全性はどうだろうか？　わが国における、歯の喪失原因の第1位は歯周病であり、インプラント治療の対象となる患者は歯周病患者が大半を占めている。そして歯周病が進行して抜歯に至った歯槽堤は、骨吸収が大きく、インプラント治療の難易度が高くなることが多い。さらに歯周病患者はう蝕や外傷が原因で歯を喪失した患者に比べて、インプラント周囲炎などの問題を生じやすいという報告もある。歯周病患者に対し、より安全なインプラント治療を行うためには、歯周病患者が有するリスクファクターを考察し、その予防策、あるいは問題が生じた場合の対応策などを整理しておく必要があろう。

　以上のような考えを1冊に集約するべく、われわれ日本臨床歯周病学会の中でも、とくに歯周病患者へのインプラント治療に精通している「ペリオインプラント委員会」のメンバーが中心となり、『歯周病患者におけるインプラント治療のガイドライン』を策定するに至った。

　歯周治療の基本は、プラークコントロールである。ブラッシング指導に始まり、スケーリング・ルートプレーニング、歯周外科、咬合治療、メインテナンスなど、インプラント治療と共通する分野が多く存在する。このことからもインプラント治療における歯周病学的配慮が治療結果の長期的安定に不可欠であることは明らかであり、その必要性をわれわれは確信している。

　本書が将来のインプラント治療の成功率・安全性の向上に寄与できることを、執筆者一同、心より願ってやまない。

2013年　4月

特定非営利活動法人　日本臨床歯周病学会

前理事長　宮本泰和

Contents

CHAPTER 1 術前検査

1 一般問診・医療面接 …………………… 6
1．一般問診 /6
2．医療面接 /6

2 口腔内検査 …………………………… 7
1．歯周組織検査 /7
2．咬合検査 /8
3．顎機能検査 /8
4．エックス線写真検査 /9
5．CT 検査 /9

3 全身検査 …………………………… 12
1．全身検査 /12
2．インプラント治療の絶対的禁忌症 /12
3．インプラント治療の相対的禁忌症 /12

CHAPTER 2 治療計画の立案

1 一般的な治療計画 [部分欠損症例] ………… 14
1．歯周病患者へのインプラント治療計画 /14
2．歯周基本治療 /14
3．歯周組織検査(再評価)/15
4．インプラント埋入手術 /15
5．口腔機能回復治療およびインプラント上部構造製作 /15
6．歯周組織検査(再評価)/15
7．メインテナンス /15

2 骨造成が必要な場合 ………………… 16
1．骨造成が必要な場合の治療計画 /16
2．骨造成の実践 /16
3．骨造成を行うにあたって /17

CHAPTER 3 インフォームドコンセント・同意書の作成

1 インフォームドコンセントにおける注意事項 … 18
1．インフォームドコンセントの成立 /18

2 治療説明書・治療計画書・同意書の例 ……… 19

CHAPTER 4 歯周病患者におけるインプラント治療の現在

1 歯周病患者へのインプラント治療で起こりうる問題と事前策 ……………………………… 24
1．インプラント治療の成功率を低下させる歯周病 /24
2．起こりうる問題と事前策 /24

2 歯周病の既往がインプラント治療に与える影響 … 27
1．問題化しているインプラント周囲炎 /27
2．インプラント周囲炎の病因 /27
3．インプラント周囲炎の分類、発症率 /28
4．歯周炎の既往とインプラント生存率、成功率 /28
5．残存ポケットのコントロールおよび SPT の必要性 /28
6．喫煙 /29
7．表面性状 /30

8．歯周病患者にインプラントを埋入する際のガイドライン /30

CHAPTER 5　手術環境の整備

1　術前・術中・術後の準備 …………… 32
1．汚染・感染防止の徹底 /32
2．手術室の整備と管理 /32
3．術中管理 /32
4．術後管理 /32

2　麻酔・鎮静法 ……………………………… 33
1．麻酔の種類と適応 /33
2．鎮静法 /33

CHAPTER 6　インプラント手術時および術後のトラブルの予防と対応

1　患者の体調の変化 ……………………… 34
1．代表的な体調の変化 /34

2　術者の手技および情報不足によるトラブル …… 35
1．代表的なトラブル /35

3　術後合併症 ……………………………… 36
1．代表的な術後合併症の兆候 /36
2．BP系薬剤によるBRONJのリスク /37

CHAPTER 7　上部構造への歯周病学的配慮

1　清掃性の高い上部構造の条件 ……… 38
1．上部構造の清掃性を確保するためには /38
2．天然歯とインプラント体の歯根断面の違いを考慮した対応法 /38

CHAPTER 8　メインテナンス

1　残存歯のメインテナンス ……………… 40
1．歯周治療後における再感染の予防 /40
2．歯周治療後におけるう蝕の予防 /40
3．対合歯がインプラントの場合における歯根破折の予防 /40

2　インプラントのメインテナンス ……… 41
1．残存歯の評価および抜歯原因の把握 /41
2．視診による検査 /41
3．触診による検査 /41
4．エックス線写真検査 /42
5．咬合検査 /42

3　歯科衛生士によるメインテナンスの実際 ……… 43
1．口腔清掃法の提示 /43
2．プロフェッショナルケア /43

CHAPTER 9　インプラントのメインテナンス時におけるトラブルへの対応・対策

1　インプラント周囲炎への対応 ………… 44
1．インプラント周囲粘膜炎とインプラント周囲炎の分類 /44
2．CISTに基づいたインプラント周囲炎への対応 /45

2　インプラント周囲粘膜の退縮と増殖への対策 … 46
1．さまざまな問題につながる退縮と増殖 /46
2．退縮への対策 /46
3．増殖への対策 /46

3　上部構造のトラブル ……………………… 47
1．上部構造のトラブルの原因 /47
2．上部構造の代表的なトラブル・発生頻度・対応 /47

4　インプラント体の破折 ………………… 48
1．インプラント体の破折の原因 /48
2．インプラント体の破折への対応 /48

5　オッセオインテグレーションの破壊 …… 49
1．ディスインテグレーションとは /49
2．ディスインテグレーションへの対応 /49

CHAPTER 1

術前検査

1 一般問診・医療面接

> **SUMMARY**
> ① インプラント治療は手術をともなう不可逆的行為であることを認識する。
> ② 手術時の全身および局所のリスクを診断するために、一般問診は必ず行う。
> ③ 患者が自覚していない全身疾患があることを理解する。

1．一般問診

　一般問診では、通常の治療と同様に、主訴・現病歴・既往歴について問診を行う。

　インプラント治療は手術をともなう不可逆的行為であるため、手術時のリスクとなる「現病歴」、「既往歴」についての問診はとくに重要である。**表1**に、問診事項と注意点を、**表2**に一般問診時に確認が推奨される疾患・悪習癖を示す。

2．医療面接

　術前検査における医療面接では、患者がどのような目的でインプラント治療を望んでいるかを把握したうえで、インプラント治療を希望している患者に対し、インプラント治療の概要（**表3**）を説明することが望ましい。

　なお、手術をともなうインプラント治療に進む際には、インフォームドコンセントを成立させる必要がある。インフォームドコンセントの詳細については、**CHAPTER 3**を参照されたい。

表1　問診事項と注意点

主訴	・患者は、優先順位が高い順番に話すとは限らない点に注意し、なにを主訴としているのかを把握する。
現病歴	・どこが、いつから、どのようになっているかを時系列に基づき客観的に整理し、記載する。 ・服用している薬剤についても確認する。
既往歴	・患者自身が歯科治療に関係がないと判断している可能性を想定し、手術の既往などについても忘れずに確認する。 ・遺伝的要素のある疾患に関しては、家族歴についても聞きとることが望ましい。

表2　一般問診時に確認が推奨される疾患・悪習癖

・糖尿病・骨粗鬆症
・高血圧
・心血管疾患（狭心症、心筋梗塞、不整脈、先天性心疾患、虚血性心疾患など）
・脳血管障害（脳卒中、脳梗塞など）
・貧血・白血病・血友病・HIV
・認知症・てんかん・うつ病
・腎疾患（慢性腎臓病）
・肝疾患（肝炎）
・金属アレルギー・薬物アレルギー
・膠原病（関節リウマチなど）
・喫煙・ブラキシズム

表3　医療面接時（術前）において、説明することが推奨されるインプラント治療の概要

説明事項	具体的な説明事項
インプラント治療の有益性	・他の治療法（ブリッジ、デンチャーなど）に比べ、患者にとってどのような点が有益であるか。
インプラント治療全般について	・インプラント体はどのような素材であるか。生体親和性と安全性はどうか。 ・上部構造はどのような素材であるか。安全性はどうか。 ・手術にはどのような術式があるか（1回法、2回法の適応、GBR法、遊離歯肉移植術の必要性などについて）。 ・治療期間・費用はどのくらいかかるのか。
インプラント治療のリスク	・インプラント治療の解剖学的リスク、インプラント周囲炎のリスク、インプラント埋入手術時におけるリスク、インプラントを撤去する際のリスクなどについて説明することが望ましい。

2 口腔内検査

> **SUMMARY**
> ① 残存する天然歯の歯周組織検査を行い、歯周病の進行状況を把握する。
> ② 補綴処置をともなうため、術前の咬合検査および顎機能検査は重要である。
> ③ インプラント治療では、エックス線写真検査およびCT検査は必要不可欠である。

1. 歯周組織検査

同一口腔内において、天然歯とインプラント周囲の細菌叢が近似していることや、インプラント周囲炎を発症しているインプラント周囲ポケットから、天然歯と同様に歯周病原細菌が検出されやすいことは、文献により明らかにされている[1)、2)]。

これらの文献は、歯周病患者に対しては、的確な歯周治療を行う必要があり、歯周炎が完治、あるいは適切にコントロールされていなければ、インプラント治療の予後に重大な問題を引き起こす可能性があることを示唆するものである。

したがって、術前には必ず歯周組織検査を行い、歯周病の進行状態を把握したうえで、必要な治療を行わなければならない（**表1**）。

表1　歯周組織検査の項目

検査項目	留意事項
プロービングポケットデプス[3)]	・歯周組織の破壊を表し、付着歯肉の喪失を意味する。数値が大きくなれば、さらなる歯周病の進行の可能性が高くなる。
プロービング時の出血[4)]	・歯周ポケット内に炎症が存在することを意味する。歯周病の進行や再発の可能性が高い。
歯肉の退縮[5)]	・歯肉の退縮は歯周病の進行による骨吸収にともなって生じる場合や、もともと骨がない状態（裂開や歯の位置）によって起こる場合、咬合性外傷にともなって生じる場合がある。また、歯肉が薄い場合や強いブラッシング圧によって生じる場合もある。
付着歯肉の欠如[6)]	・付着歯肉の欠如は、口腔前庭の狭小、ブラッシングの困難、進行性の歯肉退縮などをまねく要因になることがある。
動揺度[7)]	・歯根の長さや表面積、咬合力および歯周組織の破壊の程度によって変化する。咬合接触やブラキシズムによる咬合性外傷によっても動揺は大きくなる。
小帯異常[8)]	・小帯の高位付着は、辺縁歯肉の牽引を起こし、歯周ポケット形成の誘因、歯間離開の原因になりうる。このような続発的な問題が生じている場合や、インプラント周囲に小帯の高位付着がある場合は、小帯の切除と付着歯肉の獲得が必要である。
歯肉の評価（性状・厚み）[9)]	・歯肉の性状については、色調、形態、弾性を調べる。歯周基本治療を行い、これらの変化を把握することが、今後、治療計画を立案したり、治療効果を判定する際に重要となる。また、厚みのある歯肉のほうが歯肉退縮を起こしにくく、外来刺激や外科的侵襲に対しても抵抗力を有する。
バイオタイプ[9)]	・歯肉は、その厚さによって"Thin Biotype"と"Thick Biotype"に分類される。前者の場合は、ブラッシングなどのわずかな刺激によっても歯肉退縮のリスクを有し、歯周外科治療やインプラント治療の難易度が高くなる。後者は逆に歯肉退縮のリスクが少なく、当該治療の難易度も低くなる。
根分岐部病変の有無[10)]	・複根歯において歯周組織の破壊が進行し、根分岐部に波及した状態である。病変の進行の程度と固有の歯根形態（歯根の離開度やルートトランクの長さなど）によって、抜歯および保存の選択になる。また保存するにしても、切除および再生の選択があり、治療計画、治療方法が大きく異なる。
歯槽骨の評価[11)]	・歯周病の進行や抜歯にともない、垂直的・水平的に骨破壊が進み、骨吸収が生じる。隣在歯との骨レベルの段差にも注意が必要である。また骨質は、インプラント埋入手術時のドリリング操作や埋入操作、免荷期間の長さに影響を及ぼす。

2. 咬合検査

インプラント治療においても、修復・補綴治療と同じく、"力のコントロール"が必須である。咬合検査においては、治療結果を永続させ、治療後の病態の悪化を防ぐためにも、顕在している問題だけでなく、潜在している問題についても把握することが望まれる（**表2**）。

3. 顎機能検査

健全な顎運動が営まれるためには、正常な顎関節と咀嚼筋、口腔周囲筋を有することが必須である。しかし、顎機能の異常は、患者自身が自覚していない場合が多く、歯科医師が咀嚼筋や顎関節の触診を行うことで、初めて異常を認識することが多い。術前に顎機能検査を行えば、顎口腔系の不調和が潜在したまま主訴を中心にした治療に入り、病態が悪化したり、症状が発現することを避けることができる（**表3**）。

表2 咬合検査の項目[12)～14)、17)～20)]

検査項目	留意事項
スケルタル・パターン（Class I～III）の判定	・上顎骨と下顎骨の位置関係の判定を行う。
歯の移動、早期接触の確認	・歯の移動（病的移動）は歯周病の進行や咬合性外傷によって生じる。早期接触は咬合性外傷を引き起こす主要な原因となり、歯の動揺、移動、咬耗を生じさせる。
ガイドの状態の確認	・前方、側方のガイドの検査が必要である。前歯および犬歯でのガイドが望ましい。大臼歯部での接触は、筋活性を高め、破壊につながりやすいので避けることが望まれる。
ファセットの状態の確認	・咬耗が生じた原因の考察が必要である。早期接触や咬合干渉などに着目する必要がある。
辺縁隆線のズレ	・転位歯、傾斜歯、捻転歯などの歯の位置異常や咬頭嵌合位（intercuspal position：ICP）における咬合接触関係などに起因するもので、食片圧入の原因となり、う蝕や歯周病を進行させる要因となる。
咬頭嵌合位（ICP）と中心位（CR）・顆頭安定位のズレ	・中心位（centric relation：CR）・顆頭安定位での閉口路上の終末位に、咬頭嵌合位（ICP）が位置することが、下顎位の理想的な位置である。通常、咬頭嵌合位（ICP）と中心位（CR）・顆頭安定位が一致することは少ないが、不一致が問題になることは多くない。これは顎関節などの許容によるものである。しかし、修復治療を行う際に下顎位の変更が必要となった場合は、中心位（CR）・顆頭安定位が基準となる。
咬合平面・咬合湾曲	・咬合平面は水平的・前後的に三次元的な湾曲を有し、そのバランスは機能と審美に大きな影響を与える。カンペル平面と咬合平面のなす角度が小さい場合、咀嚼ストロークは水平的になり、大きい場合は垂直的になる。
咬合高径	・咬合高径は、閉口時口唇接触位、下顎安静位から安静空隙を差し引いた高径が適正であるが、顎関節の許容範囲内で変更は可能である。
研究用模型（スタディーモデル）	・治療計画の立案、最終補綴の設計に必要である。歯の位置、咬合関係、咬耗、咬合のガイド、咬合支持、欠損部のクリアランスなどの検査を行い、診断用ワックスアップの製作に利用できる。
歯列	・歯列は三次元的な咬合湾曲（Speeの湾曲、側方湾曲）、頭蓋に対し一定の傾きを持つ左右対称の咬合平面、規則性のある歯軸傾斜を持ち、整ったアーチ状の形態を有することが望ましい。

表3 顎機能検査の項目[12)～16)、18)～20)]

検査項目	留意事項
顎関節の圧痛	・顎関節の触診は、側方、後方、下方から行う。そして、上関節腔における滑走状態の検査が必要となる。また、筋に認められる兆候との関連性も十分に考慮する必要がある。
運動痛・自発痛・関節の機能異常の有無	・顆頭運動経路、顆頭運動時の回転と滑走のタイミング、開口開始時における左右顆頭運動の開始時期のズレ、最大開口位における左右顆頭の止まり方、顎関節の振動や雑音の有無などを調べる。
パラファンクションの有無	・パラファンクションのうち、昼夜間に行われるブラキシズムは、歯、歯周組織、咀嚼筋、顎関節に症状が発現する。原因は多岐にわたるが、ストレスと咬合に大きく関与しているとされる。
開咬	・適正なアンテリアガイダンスを営むことができないため、臼歯部の歯、歯周組織、咀嚼筋、顎関節に障害をきたす大きな要因となる。

4．エックス線写真検査

　適切なインプラント治療を行うためには、エックス線写真検査において、インプラント埋入予定部位の骨形態、骨質、周囲の解剖学的特徴、骨内病変の有無などを、術前に正しく診断する必要がある（**表4**）。

1）デンタルエックス線写真検査　歯周病の罹患状況、う蝕の進行程度、隣接面コンタクトのう蝕、根尖病変の病態などを診断することが可能である。（**図1a、b**）。また、インプラント治療を行う際に必要な、骨梁の把握、埋入予定部位の近遠心的寸法の推定をすることもできる。

2）パノラマエックス線写真検査　残存歯の状態、骨梁、上下顎の骨量、骨幅など、口腔内の全体像を把握することが可能である（**図2a～c**）。骨量、骨幅について評価することが可能であるが、ゆがみや誤差などが存在するとされている。したがって、骨量、骨幅が乏しい場合においては、パノラマエックス線写真のみの診断に基づいてインプラント治療を行うことは危険であるといえる。

5．CT 検査

　従来のデンタルエックス線写真、パノラマエックス線写真は二次元的画像であり、歯、上下顎骨、隣在する病変などの三次元的な診断が困難であった。しかし、CT（Computed Tomography、コンピューター断層撮影）画像では三次元的な診断が可能である。歯科医療を行ううえではインプラント治療だけでなく、埋伏抜歯やその他骨内病変の、より詳細な診断においてCTの有用性が強調されている（**表4**）。

1）CT 画像による診断　CT 画像からは、インプラント埋入予定部位の顎骨の断面形態、骨量、骨質などの三次元的な診断が可能である（**図3a～d**）。

　具体的には、上顎洞内の所見（洞底骨の形状および隔壁の有無）、後上歯槽動脈の走行分布、下顎管の走行分布、オトガイ孔周囲のループ形状などの診断が可能である。

　もっとも注意すべきは、下顎管の走行分布と、オトガイ孔周囲のループ状の形状の診断である。下顎管は損傷すると下口唇から周囲にかけて神経麻痺をきたし、重篤な障害となる。また、下顎舌側にはオトガイ下動脈や顔面静脈が走行しているため、舌側皮質骨は穿孔しないようにしなければならない。術前の CT 画像から歯槽骨全体の形状を正確に把握することが大切である。

2）診断用ステントを利用した CT 画像診断　最終補綴物を設計する際には診断用模型から、欠損部分の咬合と歯冠形態の十分な診断を行う。その後、診断用模型から診断用ステントを製作し、口腔内に装着して CT 画像診断を行う。

　診断用ステントを装着した CT 画像からは、インプラント埋入予定部位の骨量、骨質、骨形態などの三次元的な診断とともに、歯槽骨の幅と深さが詳細に計測できる。埋入部位、埋入方向、埋入本数、インプラント体の長さ、径の大きさなどの決定に際して非常に信頼性の高い情報となる（**図4a、b**）。また、埋入手術を1回法と2回法のどちらで行うべきか、埋入時に GBR 法を併用するべきかなど、術式の判断にも有用である。

デンタルエックス線写真検査（図1a、b）

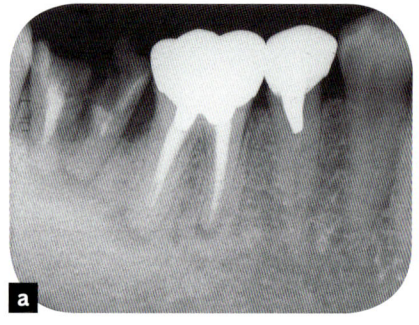
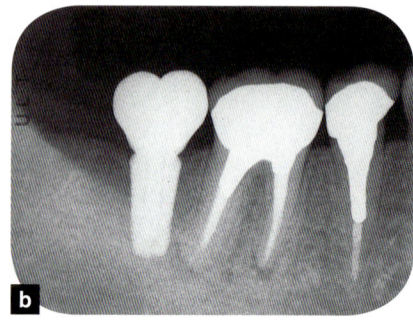

図1a 7は抜歯となりインプラント治療が選択された。6遠心根に根尖病変が認められるため、7にインプラント体が埋入されれば接触する恐れがある。

図1b 6の感染根管治療を行い、根尖病変の改善が認められた後、7のインプラント治療を行った。

パノラマエックス線写真検査（図2a～c）

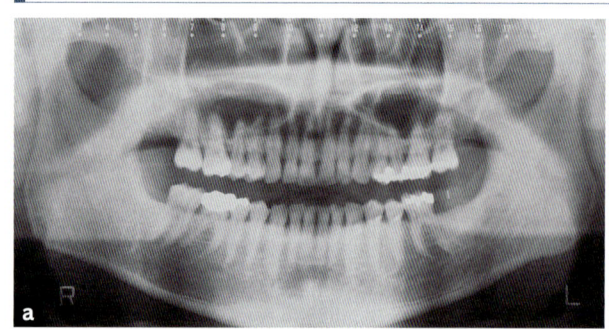
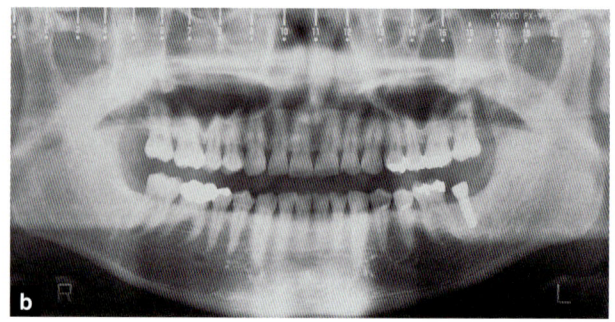
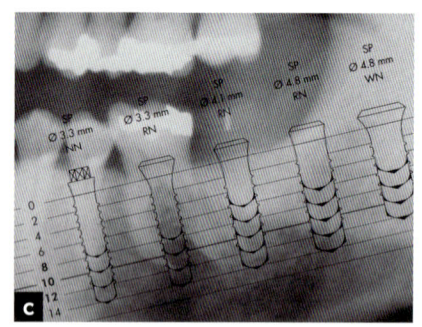

図2a 7は歯根破折のため抜歯となり、インプラント治療が選択された。パノラマエックス線写真では二次元的に口腔内を一覧でき、顎骨の垂直的距離を評価できる。

図2b デンタルエックス線写真、パノラマエックス線写真、およびその他の診断から、7には10mmの長さのインプラント体を選択し、埋入した。

図2c インプラントメーカー各社は、エックス線写真用のガイドゲージを提供している。ガイドゲージをパノラマエックス線写真などに用いることで、埋入するインプラント体のサイズの選択を行うことが可能である。

表4　エックス線写真検査・CT検査の項目

検査項目		留意事項
デンタルエックス線写真検査		・歯周病の罹患状況、う蝕の進行程度、隣接面コンタクトのう蝕、根尖病変の病態などを診断することが可能であり、骨梁、埋入予定部位の近遠心的寸法の推定をすることもできる。
パノラマエックス線写真検査		・残存歯の状態、骨梁、上下顎の骨量など、口腔内の全体像を把握することが可能であるが、ゆがみや誤差などが生じるとされている。
CT検査	CT画像診断	・インプラント埋入予定部位の骨量、骨質、骨形態などを三次元的に把握することができる。 ・具体的には、上顎洞内の所見（形状および隔壁の有無）、後上歯槽動脈の走行分布、下顎管の走行分布、オトガイ孔周囲のループ形状などの診断が可能である。
	診断用ステントを利用したCT画像診断	・インプラント埋入予定部位の骨量、骨質、骨形態などの三次元的な把握とともに、歯槽骨の幅と深さが詳細に計測できる。埋入部位、埋入方向、埋入本数、インプラント体の長さ、径の大きさなどの決定に際して、非常に信頼性の高い情報となる。 ・埋入手術を1回法と2回法のどちらで行うべきか、埋入時にGBR法を併用するべきかなど、術式の判断にも有用である。

CT検査（図3a〜d）

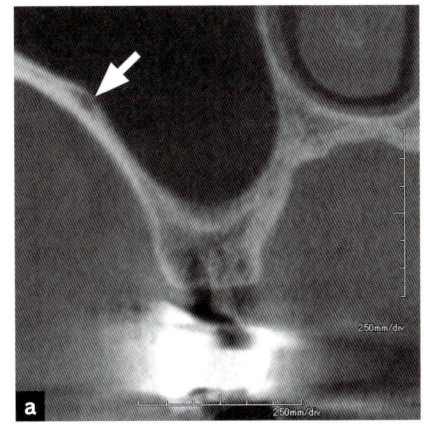
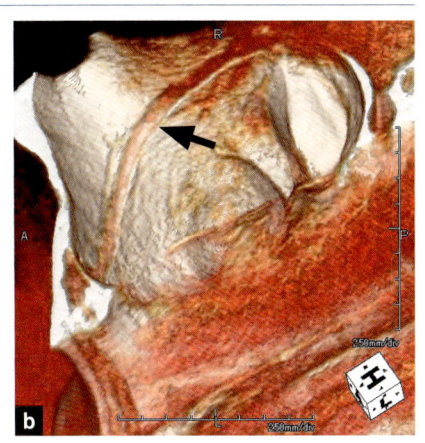

図3a CT画像から、上顎洞の形態および上顎洞底部までの距離が確認できる。また洞底粘膜の肥厚はなく正常であることが確認できる。さらに頬側上方に後上歯槽動脈が認められる。

図3b 構築された立体画像はモニタ上で回転させることで、任意の方向から観察ができる。同画像から後上歯槽動脈の走行が把握できる。

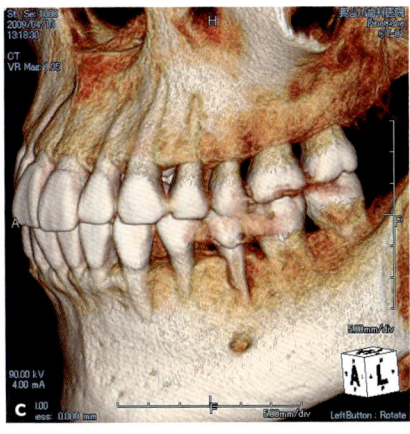
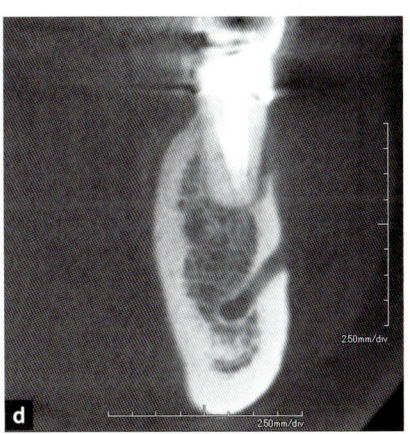

図3c |5は歯根破折のため、抜歯後インプラント治療を計画した。頬側歯槽骨が欠損し、根尖直下にオトガイ孔が認められる。

図3d CT画像から、頬側歯槽骨の吸収状態とオトガイ孔および下歯槽神経の位置が確認できる。術前に歯槽骨形態を正確に把握することでき、手術方法を決定する際には大変有効である。

診断用ステントを利用したCT画像診断（図4a、b）

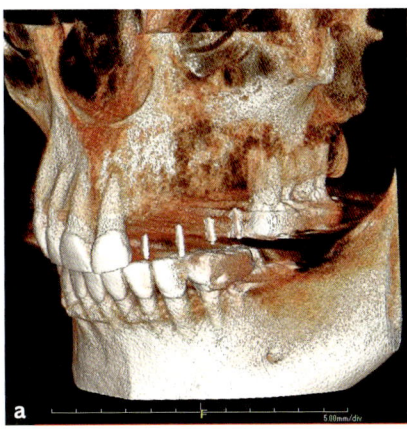
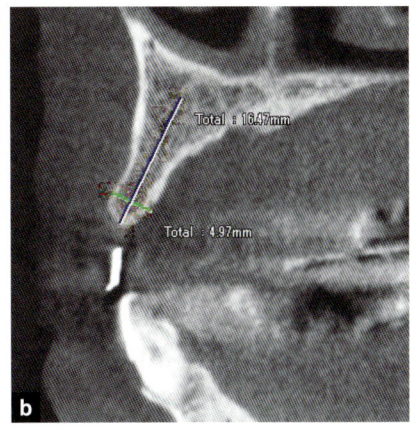

図4a 上顎欠損部のインプラント治療のため、診断用ステントを装着し、CT撮影を行った。|2345に診断用ステントのガイドマーカーが認められる。

図4b |2相当部歯槽骨の断面形態が確認できる。同部位には幅が約5mm、深さ15m以上の歯槽骨が計測される。診断用ステントのガイドマーカーを指標とし、インプラント体を選択する。また同部位には埋入方向を変更することで、インプラント体の埋入が可能であることが推察される。

術前検査

3 全身検査

> **SUMMARY**
> ① 全身状態を把握する。必要であれば専門医に検査を依頼する。
> ② 絶対的禁忌症に該当していないかを確認する。
> ③ 相対的禁忌症の場合、専門医による外科処置の可否を確認する。
> ④ 相対的禁忌症の患者の手術には、それに対処できる設備や経験が必要である。

1．全身検査

通常の歯科治療においても全身疾患や内服薬の有無の確認は必要であるが、外科的侵襲をともなうインプラント治療においては、より詳細に全身状態を把握する必要がある。既往歴がある場合は、かかりつけ医と連携し、最新の検査結果を知っておくことが望ましい。また、コントロールされていない全身疾患や、出血傾向、治癒不全、その他の疾患の疑いがある場合は、専門医への受診を促す。喫煙、中毒、アレルギーなどについてもできるだけ詳細に把握しておくべきである。

2．インプラント治療の絶対的禁忌症

外科処置の禁忌症や治療へのコンプライアンスが得られない場合は、インプラント治療の絶対的禁忌症に該当する。**表1**に絶対的禁忌症の患者を示す。

表1　インプラント治療の絶対的禁忌症に該当する患者

- 重篤な全身疾患のために術中の管理が不可能な患者、または治癒不全の患者
- 頭頸部に放射線治療を行った患者
- 薬物中毒や精神疾患のため、コンプライアンスが得られない患者
- 脳血管障害の発作や心筋梗塞から6か月以内で、再発のリスクがある患者

3．インプラント治療の相対的禁忌症

全身疾患に罹患している患者でも、専門医によってコントロールがなされ、手術に対するリスクが少ないと判断される場合は、インプラント治療の相対的禁忌症に該当し、インプラント治療が可能となる。術中はモニタリングを行い、それぞれの疾患に合わせ、起こりうる術後合併症に十分対処できる体制を整えたうえで手術に臨む必要がある。

患者の状態によっては高度な全身管理が必要となる。したがって、全身管理を行う設備が不十分である場合や、術者の経験が不十分な場合は、インプラント治療を行うべきではない。またインプラント治療を行う場合は、患者に対して手術のリスクを十分に説明し、同意を得たうえで行うべきである。

表2にインプラント治療の相対的禁忌症に該当する疾患とその留意事項を示す。正常値をはずれ、疾患に罹患していることが疑われる場合は、専門医と連携し、手術に対するリスクの大きさを判定して、対応が可能であるかどうかを判断する。

表2　インプラント治療の相対的禁忌症に該当する疾患とその留意事項

疾患名	留意事項
糖尿病[21)、22)、23)、24)]	①空腹時血糖が126mg/dl 以上である場合〔正常値：70～110mg/dl〕。 ②75g 経口ブドウ糖負荷試験（OGTT）2時間値が200mg/dl 以上である場合〔正常値140mg/dl 未満〕。 ③随時血糖値が200mg/dl 以上である場合。 ④HbA1c 6.5%（NGSP 値）以上である場合〔正常値：6.2% 未満〕。 ・以上4つのうちいずれかを満たす場合は、糖尿病と診断することが可能である。糖尿病患者のコントロールレベルとインプラントの喪失率の関係はまだ十分に解明されていない。しかし、免疫力の低下による創傷治癒不全や感染のリスクが高いため、治療に際しては慎重かつ十分なインフォームドコンセントが必要である。
高血圧[25)]	・〔正常値：収縮期血圧140mmHg 未満、拡張期血圧90mmHg 未満〕 ・高血圧に加え、糖尿病やその他の危険因子が3つ以上ある場合は、脳心血管障害の高リスク群になるので注意する。
腎疾患[26)] （慢性腎臓病：CKD）	①腎障害を示唆する所見（検尿異常、画像異常、血液異常、病理所見など）が存在する場合。 ②GFR（糸球体濾過量）60ml/ 分 /1.73㎡未満の腎機能低下〔正常値：100ml/ 分 /1.73㎡以上〕。 ・以上2つのうち、いずれかが3か月以上持続する場合は、慢性腎臓病と診断することが可能である。
肝疾患[27)]	・ウイルスマーカーが陽性で、6か月以上 AST（GOT）、ALT（GPT）値が基準値以上の値を示す場合は、一般に慢性肝炎と考えられる。〔正常値：検査機関や方法により異なるが、AST（GOT）、ALT（GPT）ともに40IU/L 単位以下〕。 ・血小板数減少にともなう出血傾向に注意する必要がある。
骨粗鬆症[28)]	・骨評価の結果において、骨密度値が YAM の70%未満、脊椎エックス線写真で骨粗糙化がある場合は骨粗鬆症と診断することが可能である。 ・ビスフォスフォネート系薬剤（BP系薬剤）投与患者は、BP 系薬剤関連顎骨壊死（BRONJ）を発症する可能性があるため、とくに注意が必要である（**CHAPTER 6** 参照）
心血管疾患[29)、30)]	・既往歴、合併症の有無などを必ずかかりつけ医に確認する。 ・感染性心内膜炎の予防を行う。
脳血管障害 （脳卒中、脳梗塞など）	・血液検査や画像診断（CT、MRI、エコーなど）により診断する。 ・抗凝固薬療法、抗血小板療法患者に注意する（**CHAPTER 6** 参照）。
金属アレルギー[31)]	・アレルゲンの種類は徐々に増加していくことを考慮する。 ・チタンアレルギーの患者に対してチタン製インプラントは禁忌である。 ・チタンアレルギーは非常に稀である。チタン合金への反応をチタンアレルギーと誤解している場合もあるため、アレルギーテストの結果、チタンアレルギーと診断されたのかどうかを確認すべきである。 ・チタン以外の金属アレルギー患者の場合は、使用するインプラント体が純チタンか、チタン合金か、合金であればどのような金属が使われているか、アバットメントや上部構造に使用する金属はどのような素材かを確認することが望ましい。上部構造はジルコニアなど、金属以外の材料で製作するという選択肢もある。
薬物アレルギー	・アレルゲンとなる薬物の使用を避ける。 ・アレルゲンの種類は徐々に増加していくことを考慮する。
うつ病[32)]	・インフォームドコンセントを十分に行うことができない患者や、術後のメインテナンスに十分な理解が得られない患者への治療は避けるべきである。
喫煙[23)、32)]	・喫煙によりインプラント周囲炎やインプラントの喪失のリスクが高まるため、十分なインフォームドコンセントが必要である（**CHAPTER 2**、**CHAPTER 4** 参照）。
ブラキシズム[23)、24)、33)]	・過度のブラキサーの場合、十分なインフォームドコンセントが必要である。

CHAPTER 2
治療計画の立案

I 一般的な治療計画〔部分欠損症例〕

SUMMARY
① 一口腔単位の総合的な治療計画を立案する。
② 歯周基本治療を行い、口腔内の感染を速やかに除去する。
③ 天然歯とインプラントのメインテナンスを適切に行う。

1．歯周病患者へのインプラント治療計画

歯周病患者へのインプラント治療は、歯周治療における1つの選択肢としてとらえることが望ましい。したがって、歯周病患者にインプラント治療を選択する際には、一般的な歯周治療の流れの中に、インプラント埋入手術、インプラント上部構造製作が組み込まれる（**図1**）。

また、インプラント治療を成功に導くには、歯周治療を行うことはもちろんであるが、厳密な術前検査と治療計画の立案が必要である。そして、欠損部位に対するインプラント治療計画だけでなく、一口腔単位の総合的な治療計画を立案し、患者に提示することが望ましい。

一般的な治療計画〔部分欠損症例〕の流れ（図1）

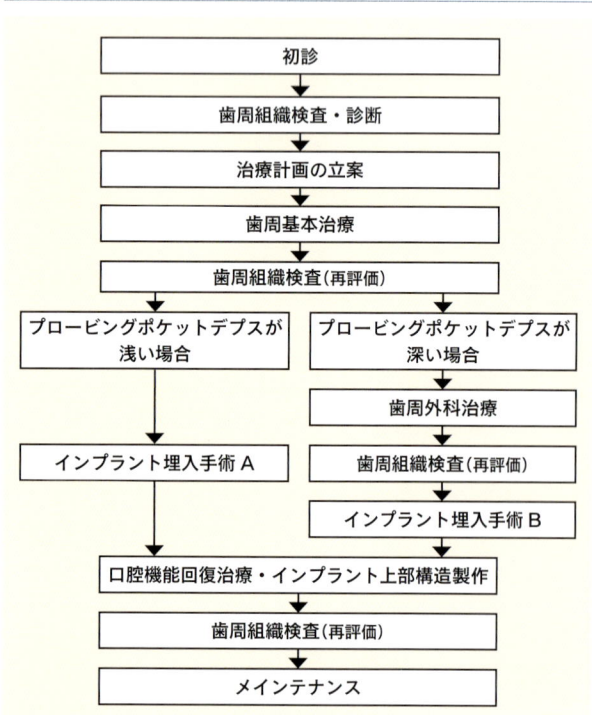

図1 治療計画は状況に応じて随時変更する。とくにインプラント治療に進む際には、患者に十分な説明を行い、インフォームドコンセントを成立させることが必要である。

2．歯周基本治療

インプラント治療を行う場合も、一般的な歯周治療と変わりなく、歯周基本治療から始める。細菌数を減らした環境下で無菌的なインプラント埋入手術を行うためにも、歯周病に感染した歯周組織を改善し、残存歯にみられるすべての感染源を速やかに除去する必要がある。インプラント治療に移行する前に、歯周病およびその他の病変をコントロール下におくことが望ましい。

1）プラークコントロールおよびスケーリング・ルートプレーニング 歯周基本治療において、プラークコントロールおよびスケーリング・ルートプレーニングは必須であろう。インプラント埋入が計画されているならば、プラークコントロールを徹底し、歯周病を改善する必要がある。不十分なプラークコントロールは、インプラント治療に悪影響を及ぼすため、インプラント治療を行う前に、患者自身が効果的な口腔清掃法を習得していることが望ましい。

2）抜歯 歯周病が重度に進行した歯、あるいは保存不可能と判断した歯（抜歯以外には感染を除去することができないと判断された歯）は早期に抜歯することになる。抜歯によって骨欠損が生じた場合、粘膜の治癒には数週間、骨組織の再生には数か月の治癒期間が必要となる。抜歯症例では、抜歯後の埋入時期に関してさまざまな状況が考えられる（**2 骨造成が必要な場合**を参照）。

3）感染根管治療 根尖病変を有する歯の隣接部位にインプラントを埋入する場合は、感染根管治療終了後、デンタルエックス線写真において、治療前に認められたエックス線透過像が縮小傾向にあり、予後が良好であることを確認する必要がある。

4）う蝕治療　残存歯にう蝕がある場合、その窩洞は感染源となるため早急に治療する。窩洞が小さい場合は、充填修復処置にて完了する。窩洞が大きい場合は、歯冠修復あるいは暫間被覆冠などで修復する。

5）咬合治療　インプラント埋入手術と合わせて、補綴治療および咬合回復を念頭において検査を行い、治療計画を説明する。その際、インプラント治療による治療結果や治療のリスク、治療期間および治療費についても説明することが望ましい。

3．歯周組織検査（再評価）

歯周基本治療終了後、再評価を行う。歯周精密検査によって歯周組織の改善を評価する。

4．インプラント埋入手術

歯周基本治療後、プラークコントロールの向上にともない歯周組織の炎症が改善し、インプラント手術前には、プロービングポケットデプスが浅くなっていること（3～4mm以下）が望ましい（**図1：インプラント埋入手術A**）。しかし、依然として深い歯周ポケットが存在する場合は、歯周外科治療を行った後、インプラント治療に移行することが望まれる（**図1：インプラント埋入手術B**）。

1）診断用ワックスアップおよびステント製作（CT画像撮影）　インプラント治療の確定的な診断を行うために、石膏模型にて診断用ワックスアップを行い、その後、インプラントの埋入位置および方向を決定するための診断用ステントを製作する。

二次元的なデンタルエックス線写真やパノラマエックス線写真では、骨質や骨量に関して十分な情報を得ることはできない。しかしCT撮影を行えば、インプラント埋入部位の三次元的な骨形態、骨質および骨量、周辺の解剖学的構造を知ることができる。最終的には診断用ステントを装着して撮影されたCT画像を参考にして、インプラント埋入予定部位、埋入方向、埋入本数、インプラント体の長さ、径の大きさを決定することが望ましい。

2）インプラント埋入手術　CT撮影に使用した診断用ステントを外科用ステントとして利用し、インプラント体を埋入する。インプラント埋入手術には1回法と2回法がある。埋入後の骨吸収に有意差はなく、手術部位の状況、インプラントの種類に応じてどちらかを選択する[1]。また、インプラント埋入手術で重要なことは確実なオッセオインテグレーションを得ることである。そのため、術中のインプラント体の初期固定、および術後の十分な免荷期間を考慮する必要がある。

5．口腔機能回復治療およびインプラント上部構造製作

インプラント周囲歯肉に炎症所見がなく、インプラントがオッセオインテグレーションを得ていることが確認できたならば、インプラント上部構造を製作することができる。インプラント上部構造にはスクリュー固定式とセメント固定式があり、それぞれ、長所と短所がある。さまざまな状況を考慮したうえで、上部構造の設計を行うことが望まれる。

最終上部構造の製作に移行する前にはプロビジョナルレストレーションを装着し、咬合、発音、審美性などを確認する。通常はプロビジョナルレストレーションによって得られた情報を参考にして、最終上部構造製作へ移行することが望ましい。

しかし、1歯あるいは少数歯欠損で咬合や審美性に問題がない場合には、オッセオインテグレーションを確認した後、ただちに最終上部構造を装着することもある。

6．歯周組織検査（再評価）

インプラント上部構造を装着し、咬合の安定を確認した後、歯周組織検査（再評価）を行う。メインテナンスに移行する目安としては、インプラント周囲のプロービングデプスが4mm以下、動揺度0度、デンタルエックス線写真（およびその他エックス線写真）において、病的な歯槽骨の吸収が認められない場合などが挙げられる。

7．メインテナンス

天然歯とインプラントが混在する口腔内においても、歯周病患者のメインテナンスと同様に行う。数か月ごとに定期検診を行い、口腔清掃法の指導、およびプロフェッショナルケアを行う。またインプラント部位の咬合検査は注意深く行うよう心掛ける必要がある。

2 骨造成が必要な場合

> **SUMMARY**
> ① 歯周病や抜歯後に生じる骨吸収を回復させるために骨造成を行う。
> ② 各種骨造成法の利点・欠点を理解し、症例に応じた方法を選択・適用する。
> ③ 骨造成時に発生する術後合併症に注意する。
> ④ 歯周病患者は、骨造成部位を経年的に注意深く経過観察する。

1．骨造成が必要な場合の治療計画

歯周病に罹患すると、その重篤度に応じて骨吸収が生じる。そして、当該歯の保存が不可能であると判断された場合は、抜歯となり、水平的・垂直的骨吸収が生じる[2),3)]。

このように、歯周病患者は水平的・垂直的な骨量が不足していることが多く、インプラント治療を行うこと自体が困難になりがちである。そのため、「骨量の不足」を解決し、歯周病患者へのインプラント治療を成功させるには、状況に応じて「骨造成」を行うことが有効である。「骨造成」も一般的な歯周治療計画の流れの中で考えることが望まれる。

2．骨造成の実践

1）水平的・垂直的骨造成量、骨造成法の決定　骨造成を行うにあたっては、歯周基本治療により、歯周組織炎症管理が行われていることが前提となる。そのうえで、インプラント治療を行うに際し、骨量が不足している場合は、骨造成を行うことを検討する。

不完全な骨造成は、術後のインプラントの長期安定性に影響を与える可能性がある[4)]。したがって、骨造成量、骨造成法を決定するにあたっては、年齢、全身疾患、喫煙歴など、患者の抱えるリスクを考慮[5)]し、患者にとって適切、可能であるかについて必ず検討するとともに、患者の同意を得なければならない。以上をふまえたうえで、患者の状態に応じ、各種骨造成法（**表1**）を決定していくことが望ましい。

2）硬組織の評価　骨造成を行うにあたっては、デンタルエックス線写真、パノラマエックス線写真、CT画像、診断用ワックスアップ、ステントを装着したCT画像などから硬組織を精密に診断し、理想的補綴物形態を達成するために必要な水平的・垂直的骨造成量を把握する。

抜歯予定歯が存在する場合は、その周囲歯槽骨の有無ならびに量を精査する。歯周病が進行した結果、すでに周囲歯槽骨を失っている場合や、頬側歯槽骨の厚みが2mm以下である場合は、抜歯後に大きな顎堤吸収が生じる可能性が示唆されている[6)]。

3）軟組織の評価　骨造成を成功させるためには、骨造成予定部位における、術後の良好な軟組織創傷治癒が必要となる[7)]。したがって術前には、硬組織だけでなく軟組織の状態確認も行う。具体的には、骨造成予定部位の周囲粘膜の厚み・緊張状態、口腔前庭の深さ、小帯付着位置、角化歯肉の有無などの状態確認を行うことが望ましい。

4）骨造成、インプラント埋入手術を行う時期　骨造成を行う時期は、（1）抜歯直後、（2）抜歯後・軟組織治癒後（抜歯後約4～12週）、（3）抜歯後・硬組織治癒後（抜歯後12週以上）の3つに分類することができる。インプラント埋入時期を考慮し、選択した骨造成法を、患者に応じた最適な時期に行うことが望まれる。

また、インプラント埋入手術は、（1）骨造成と同時、（2）骨造成後に行う。インプラントの初期固定を得るために十分な骨量が埋入予定部位に存在する場合は、骨造成と同時のインプラント埋入が可能である。しかし、埋入予定部位の骨量が大きく不足しており、初期固定を得ることが難しい場合は、骨造成後、十分な治癒期間を待ち、インプラント埋入を行う必要がある。

5）二次手術　骨造成量、使用した材料などをふまえ、十分な待機期間を経て二次手術を行う。必要に応じて、軟組織移植を行う。軟組織治癒後、修復処置を開始する。

6）術後合併症について 骨造成を行うにあたっては術後合併症の存在に注意しなければならない。遮断膜を用いたGBR法では、非吸収性膜を用いた症例の20％、吸収性膜を用いた症例の5％で、術後に遮断膜の露出や感染が認められたという報告がある[8]。

また、ブロック骨移植を行った症例では、13％に術後感染が認められ、膜の露出（30.7％）、創面離開（30％）、粘膜穿孔（14％）など、軟組織における術後合併症が発症するとされる[9]。さらに、部分的あるいはすべてのブロック移植骨が生着しない場合（それぞれ7％、8％）もあるとされる[9]。

これらの術後合併症の発症率は、年齢・性別差などに関係性がなく、部位によって頻度が異なり、上顎よりも下顎において多く発症すると報告されている[9]。そのため骨造成を行う際には、十分な感染対策、適度な歯肉弁の減張、徹底的な術後管理が求められる。

3．骨造成を行うにあたって

骨造成によって得られた再生骨の中に埋入したインプラントは、天然歯槽骨に埋入したインプラントと同等の生存率を示すことが報告されている[10]。

しかしながら、非歯周病患者、慢性歯周炎患者に比べて、広範性侵襲性歯周炎患者は、経年的なインプラント生存率が若干低いことが報告されている[11]。そして、広範性侵襲性歯周炎患者の骨造成後に埋入されたインプラントは、付着の喪失、骨吸収の量が若干多いという報告もなされている[11]。以上から、歯周病患者に対して骨造成をともなうインプラント治療を行うためには、術前、術後の歯周炎の管理を徹底する必要があると考えられる。

表1 各種骨造成法

骨造成法	概要
GBR法	【同義語】骨再生誘導法、guided bone regeneration method ・GTR法（組織再生誘導法、guided tissue regeneration method）から派生した、遮断膜により骨再生の場所を確保する方法である。 ・水平的、垂直的骨造成が可能であり、インプラント埋入と同時の骨造成が可能である。 ・吸収性膜（合成材料系・コラーゲン系）、非吸収性膜（ePTFE・PTFEなど）を用いる方法、フレーム（チタンメッシュ・チタンフレーム・テンティングスクリューなど）を用いる方法、骨移植材（自家骨、異種骨移植材・合成材料移植材）を用いる方法がある。
ブロック骨移植術	【同義語】block graft、block bone grafting ・ブロック形状に採取、または精製された骨移植材を用いる方法である。 ・水平的、垂直的骨造成が可能である。 ・ブロック移植材（自家骨ブロック・他家骨ブロック・異種骨ブロック）を用いる方法がある。ブロック骨移植材の設置方法によりオンレー、インレー、ベニアグラフトなどの方法がある。
歯槽堤拡大術	【同義語】split crest、ridge splitting ・既存の歯槽堤を、歯槽頂部にて分割することで骨造成を行う方法である。 ・水平的骨造成が可能である。
骨延長術	【同義語】仮骨延長術、distraction osteogenesis、osteodistraction ・既存の歯槽堤を水平的に離断し、骨延長器を装着して仮骨延長を行う方法である。 ・垂直的骨造成が可能である。
上顎洞底挙上術	【同義語】sinus lift、sinus augmentation、maxillary sinus floor elevation ・上顎洞底部を骨造成によって挙上する方法である。上顎洞底挙上術は、側方開窓術（エクスターナルサイナスリフト）と、歯槽頂アプローチ（インターナルサイナスリフト）に分類できる。 **側方開窓術** 【同義語】external sinus lift、lateral window technique ・側方からのアプローチ。上顎骨側壁を開窓し、上顎洞粘膜を挙上する。 **歯槽頂アプローチ** 【同義語】internal sinus lift、osteotome technique、ソケットリフト ・歯槽骨頂からのアプローチ。上顎洞内に通じるインプラント埋入窩から、オステオトームなどを用いて、上顎洞粘膜を挙上する。
ソケットプリザベーション	【同義語】抜歯窩保存法、socket preservation、ridge preservation ・抜歯後に生じる骨吸収を抑制するために抜歯窩内への骨再生を促し、顎堤を保存する方法である。

CHAPTER 3
インフォームドコンセント・同意書の作成

I インフォームドコンセントにおける注意事項

SUMMARY
① 術前検査の結果をふまえ、インプラント治療に進めるかどうかを総合的に判断する。
② 手術(外科処置)に移行する前に、患者との信頼関係(ラポール)を構築する。
③ 治療内容の忠実な説明、文書作成を常に心がける。
④ 患者への押しつけの同意であってはならない。

1. インフォームドコンセントの成立

インプラント治療は手術(外科処置)を必ずともなう。そのため、患者に対して治療内容の十分な説明を行い、患者の理解と同意を得ること、すなわちインフォームドコンセントが必要である。インフォームドコンセントは、
(1) 患者の同意能力の確認
(2) 患者への十分な説明
(3) 患者の自発的な同意
(4) 文書の作成
をもって成立する[1), 2)](**表1**)。

インフォームドコンセントの核となる「(2)患者への十分な説明」において、患者に対して、具体的に説明すべき項目を**表2**に示す。また、次頁より、治療説明書・治療計画書・同意書などの例を3つ提示する(**例1〜3**)。各々の医院に適する例を参考にされたい。

表1 インフォームドコンセント成立の4要素

要素	具体的に行うこと
患者の同意能力の確認	・まず、医師からの説明を患者が「理解」することができるかどうかを確認する。 ・説明が「理解」できることを確認した後は、患者自身が治療を受けるべきか否かについて、「判断」できる能力を持っているかどうかの確認をする。
患者への十分な説明	(**表2**参照)。
患者の自発的同意	・治療内容、術後合併症などについて、忠実な説明を行い、患者の同意を得る。
文書の作成	・患者が読む文書は、可能なかぎり専門用語を使用せず、わかりやすい文章で記述する。

表2 患者への説明事項

説明事項	留意事項
患者の病名・病態	・現在、罹患している病名だけでなく、現時点で疑われる病名も含めて説明する。
治療の目的・必要性	・今回行う治療の目的と、治療が現在の患者にとってどの程度必要であり、どの程度有効であるかを説明する。
治療の内容	・治療内容は、具体的に、時系列に沿って説明する。 ・治療前後に患者が注意すべきことについても説明する。説明する際には、患者が理解しやすいように、図や写真を併用することが望ましい。
術後合併症の危険性と発症率	・術後合併症とはなにかについて十分な説明を行う。 ・たとえ発症率が低くても、危険性が高いものについては説明する。
術後合併症発症時の対応	・術後合併症の発症がある程度予測できる場合は、発症時の処置を具体的に示しておくことが望ましい。
代替可能な治療について	・今回の治療のほかに代替可能な治療がある場合は説明する。
治療を行わない場合に予測される問題点	・治療を行わない場合に予測される経過についても説明する。
治療の同意の撤回について	・患者は治療を行うことについての同意を撤回できることを説明する。
連絡先	・患者が疑問点を質問できるように、担当医師名、歯科医院の住所、電話番号などを伝える。

2 治療説明書・治療計画書・同意書の例

治療説明書・計画書（例1-1）

年　月　日
＿＿＿＿＿＿＿＿＿＿様

1．○○様の病名と病態
○○様は現在、歯周病、むし歯を患っています。

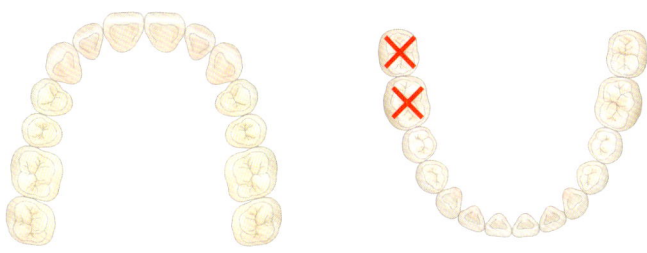

右下第1・2大臼歯が欠損しています。

2．この手術の概要と目的
　インプラントによる治療では、「インプラント体」と呼ばれる、通常は、「チタン」や「チタン合金」という金属でできた人工歯根を、歯が失われた部位のあごの骨に埋入します（インプラント体をあごの骨に埋めることを「埋入」といいます）。埋入した後は、骨とインプラント体が結合するまで、数か月間（2～6か月間）待ちます。
　数か月後、骨とインプラント体が結合したことを確認できたら、インプラント体に上部構造（被せもの）を装着して、かみ合わせの回復を図っていきます。
　今回行う手術では、「チタン」でできたインプラント体を使用します。金属アレルギーのある方は検査が必要となります。検査結果によっては、治療の適応外となることもありますので、担当医師に申し出てください。

3．手術の内容
手術はつぎのような手順で行います。

1）術前投薬
　健康状態の問診を行い、血圧を測定した後、抗菌薬、消炎鎮痛薬、抗不安薬などをあらかじめ服用していただきます（服用後は30分ほど待合室でお待ちいただきます）。

2）局所麻酔
　インプラント体を埋入する部位に、局所麻酔薬を注射します。局所麻酔薬に対し、まれにアレルギー反応を示す方がいます。そのため、これまでに受けた歯科治療で気分が悪くなった経験をお持ちの方は、必ずその旨をお知らせください。

3）歯肉切開
　局所麻酔をした後、インプラント体を埋入する部位の粘膜の切開を行い、骨面を露出します。

4）ドリルによる骨切除

　外科用ステントという、インプラント体を埋入する位置のガイドとなる装置を口の中に装着して、計画された場所の骨にドリルで穴を開けます。通常は、直径の小さいドリルから順に大きなドリルに変えながら、埋入するインプラント体のメーカーに応じた大きさと深さの穴を開けていきます。深さと方向を確認するために、手術中にはレントゲン写真を撮影します。

5）インプラント体の埋入

　ドリルで開けた穴に、インプラント体（○○社製、直径○○ mm、長さ○○ mm）を埋入します。決められた深さまで埋入した後、インプラント体が一部、骨から露出することがあります。その際は、骨移植という、露出したインプラント体を覆う膜を用いて、骨を造成する（骨を増やす）処置が必要となる場合があります。
　ただし○○様のCT検査の結果を確認したかぎり、インプラント体が露出する可能性は予想されていません。

6）歯肉の縫合

　インプラント体を埋入した後は、切開した粘膜を元の位置に戻し、縫合します。場合によっては「減張切開」という処置（骨膜に切開をくわえ、粘膜骨膜弁を伸ばす処置）が必要になることもあります。使用する縫合糸は、ポリテトラフルオロエチレンという素材です。

4．この手術にともなう危険性

　インプラント体を埋入するあごの骨の近くには、歯根をはじめ、神経や血管、鼻腔や上顎洞などがあり、手術の際にこれらを傷つけてしまう可能性があります。その結果、出血、知覚鈍麻、感染などが生じる場合があります。
　当院では、手術前にレントゲン検査やCT検査を行い、あごの骨の形態を詳細に検査するため、このような問題が生じることは少ないですが、これらの問題が生じる危険性がまったくないとは断言できません。また、手術後に痛みが出たり、浮腫（顔の腫れ）、皮下出血、感染などの症状が生じる可能性（術後合併症の可能性）もあります。
　そして、埋入されたインプラント体が100％の確率で骨と結合するとはかぎりません（下あごに埋入するインプラントであれば95％以上が結合するとされています）。また、まれに感染が生じたり、骨との結合がうまくいかないことがあります。その場合はインプラント体の撤去をすることがあります。

5．手術後に注意すること

　手術後の注意事項は、別紙：**手術を受けられる方へ**をご参照ください。

6．代替可能な処置

　インプラント手術に代わる処置は、隣接する歯を削ってのブリッジ、もしくは義歯（入れ歯）となります。

7．手術の同意を撤回する場合

　いったん手術を行うことへの同意書を提出しても、実際に手術を行うまでの間に、手術を受けることを中止することができます。手術を中止する場合は、その旨を下記まで連絡してください。

8．連絡先

　手術について質問がある場合や、手術を中止したい場合、手術を受けた後に緊急の事態が発生した場合には、下記まで連絡してください。

◆連絡先◆
○○歯科医院　院長　○○ ○○

住所	〒○○○-○○○○
	○○県 ○○市 ○○区 ○○町 ○丁目-○○-○
電話番号	○○○-○○○-○○○
FAX	○○○-○○○-○○○
Email	○○○@○○○.○○○

手術を受けられる方へ(例1-2)

　　　　　年　　月　　日
　　　　　　　　　　　　様

1. 予定手術名　　抜歯　・　歯周外科手術　・　インプラント埋入手術

2. 予定日時　　年　月　日　　時　分　～　　時　分

3. 手術前の注意事項など

1) 前日は飲酒を控え、食べ過ぎを避け、十分睡眠をとるようにしてください。

2) 当日は食事を普通にとり、楽な服装でおいでください。また、体調不良などの場合は、その旨を事前にお知らせください。

4. 手術後の注意事項など

1) 手術後もしばらく麻酔が効いています。麻酔がさめるまでは、食事の際に誤って唇をかんだり、熱い食べもの・飲みものでやけどをしたりすることがあります。そのため、麻酔がさめてから食事をしてください。また、手術当日は麻酔がさめた後も、硬い食べもの、熱い食べもの・飲みもの、刺激物、アルコール類は避けてください。

2) 手術当日は、激しい運動を避け、入浴はシャワー程度にしてください。

3) 処方された薬は、指示通りにお飲みください。薬を飲んで異常(発疹、かゆみなど)を感じた場合は、薬を飲むことを中止し、ご相談ください。

4) 手術後しばらくの間は、歯をかみ合わせると、痛んだり、揺れたり、しみたりする場合がありますが、手術後数日で、これらの症状は消えます。

5) 手術後数日間は、手術した部位や、あご、ほお、のどのあたりが腫れることがあります。

6) 手術後数日間は、唾液に血がにじんだり、痛みが続いたりすることがあります。

7) ほおの皮膚が青紫色になることがありますが、これは手術後の内出血によるもので、通常1～2週間で消えます。

8) 下あごの抜歯や手術を行った場合、まれに、処置した側の唇や歯肉に感覚異常や知覚鈍麻が生じることがあります。これらは手術の刺激で生じるものです(術後合併症)。多くは短期間で軽快しますが、症状が長引き、感覚異常が残る場合もあります。また、きわめてまれに、舌にも感覚異常や知覚鈍麻が生じることがあります。

9) 手術した部位は、指示があるまで歯磨きを避けてください。手術をしていない部位に関しては、ていねいに歯磨きをしてください。また、うがい薬が処方されている場合は、指示通りにうがいをしてください。

上記に関して、患者さんへの説明を行いました。　　年　月　日　　担当医師　　　　　　㊞

上記に関して、説明を受け同意します。　　　　　　年　月　日　　患者氏名　　　　　　㊞

外科処置の説明・計画・同意書(例2)

　　　年　　月　　日
　_____　様

1. 処置部位　　　（　　　　　　　　　　　　　　）

2. 予定処置内容　☐ 抜歯　☐ 歯周外科処置　☐ インプラント処置

3. 処置の目的
- ☐ 歯の周囲の環境を改善するため(歯肉の移植、骨の再生など)
- ☐ インプラント体を埋入する(埋め込む)ために必要な骨を造るため
- ☐ インプラント体を埋入するため
- ☐ インプラント体の頭出しのため
- ☐ その他（　　　　　　　　　　　　　　　　　　　）

4. 今回の処置とともに行うこと
- ☐ 骨移植材の使用
- ☐ 歯肉の移植
- ☐ 組織再生薬剤(エムドゲイン)の使用
- ☐ 人工膜(GTR膜)の使用
- ☐ 静脈内鎮静法
- ☐ 笑気吸入鎮静法

5. 予定処置時間　約　　　分

6. 処置後に予想される問題
- ☐ 処置後、痛みが出たり、腫れたり、熱が出ることがあります。
- ☐ 処置後、内出血(頬部の紫斑)が生じる可能性があります。
- ☐ 術前の予測を下回り、組織が十分に再生しないことがあります。
- ☐ 歯肉が下がって、歯と歯の間に隙間ができたり、歯が長く見えるようになることがあります。
- ☐ 処置からしばらくの間、処置したところを中心に麻痺(しびれ感)がみられることがあります。
- ☐ 後出血(手術後に、処置した箇所から出血すること)の可能性があります。
- ☐ 術後2～3週間は歯周パックによる傷口の保護が必要となる場合があります。
- ☐ その他（　　　　　　　　　　　　　　　　　　　）

7. 処置費用　　　（　　　　　　　円＋消費税）

　このたび、私は口腔内の健康状態を改善するために、外科処置が必要であること、外科処置の内容・予想される問題について説明を受けました。上記1～7の内容についても了承し、外科処置を受けることに同意します。
　また、実際に外科処置を行う前、または行っている途中で、予定していた処置を中止、あるいは方法を変更する必要が生じた場合も、その都度、説明を受けることに異存はありません。

　　　　　　年　　月　　日　　○○歯科医院　担当医師　　　　　印

　　　　　　年　　月　　日　　　　　　　　　患者氏名　　　　　印

治療計画書・同意書（例3）

　　　　年　　月　　日

　　　　　　　　　　　　様

治療内容（含手術）

1. 治療を行う部位
右下6番

2. 治療方法

1）抜歯・ソケットプリザベーション
　歯根が破折してしまい、保存困難となった歯を抜歯します。そして、抜歯した後の骨の中に残っている感染組織を確実に除去します。また、抜歯した後は骨補填材などを用いて、骨の吸収と歯ぐきの陥凹を少なくするために、「ソケットプリザベーション」という処置を行います。

2）GBR法
　インプラント体を埋入する部位の環境を整えるため、骨を増やす処置である「骨造成」という処置を行います。「骨造成」は、GBR法という方法で行います。

3）インプラント一次手術
　インプラント体をあごの骨に埋入します。○○様の右下の歯は、天然歯が1本ない状態（欠損している状態）ですので、該当箇所にインプラント体を1本埋入する手術を行います。

4）インプラント二次手術・角化歯肉獲得術

（1）インプラント二次手術
　インプラント体を埋入した後は、骨とインプラント体が結合するまで、約4〜6か月の治癒期間をおきます。骨とインプラント体が結合していることを確認した後、インプラント二次手術を行います。二次手術とは、インプラント体に上部構造（被せもの）を装着するために、歯肉の中に埋まっているインプラント体の頭を出す手術です。

（2）角化歯肉獲得術
　インプラント周囲にしっかりとした歯肉がないと、術後のお手入れが困難になる可能性があります。インプラント周囲にしっかりとした歯肉を作るために、「角化歯肉獲得術」という手術を行います。

5）最終補綴（被せものの装着）
　二次手術・角化歯肉獲得術を行った後は、インプラント体に仮歯を装着して、かみ合わせの回復を図ります。仮歯を装着し、歯の高さ、形に問題がない場合は、仮歯の形態を参考にして最終的な被せものにおきかえます。これでインプラント治療は終了です。インプラント治療が終了したら、メインテナンスに移行します。

お見積もり

治療内容	金額
1）抜歯・ソケットプリザベーション	円
2）GBR法	円
3）インプラント一次手術	円
4）インプラント二次手術・角化歯肉獲得術	円
5）最終補綴（被せものの装着）	円
合計	円

※再診代、消毒代、レントゲン写真代、追加投薬代、印象代、仮歯代などの処置費は、別途申し受けます。

　　　年　　月　　日　　　　○○歯科医院　担当医師　　　　　　　㊞

　　　年　　月　　日　　　　　　　　　　　患者氏名　　　　　　　㊞

CHAPTER 3　インフォームドコンセント・同意書の作成

CHAPTER 4
歯周病患者におけるインプラント治療の現在

I 歯周病患者へのインプラント治療で起こりうる問題と事前策

SUMMARY
① 歯周病患者は歯周病菌が多い傾向にあり、それらの菌はインプラント周囲炎を惹起しやすい。
② 歯周病により歯を喪失した場合は、歯槽骨の吸収が大きく、残存歯との骨の段差が大きくなり、清掃性が悪くなる。
③ 残存歯・インプラントともに、プラークコントロールしやすい環境を整備することが重要である。

1. インプラント治療の成功率を低下させる歯周病

　現在も、日本人の歯の喪失原因の第1位は歯周病である。よって、インプラント治療に至る原因は歯周病であることが多く、インプラント治療の対象となる患者の大半は歯周病患者である。

　歯周病患者の残存歯には歯周病罹患歯が多く、欠損部の歯槽骨は歯周炎などによって大きなダメージを受けている。Karoussisらは、歯周炎が原因で歯を喪失したグループ(A)と歯周病の病歴のないグループ(B)でインプラントの10年間の予後を比較している。その結果、インプラントの喪失率はAグループでは9.5％、Bグループでは3.5％と、約3倍の値を示した。さらに、インプラント周囲炎を発症した割合を調べた結果、Aグループでは28.6％、Bグループでは5.8％と約5倍の発症率を示した[1]。

　この報告が示すことは、歯の喪失の原因が歯周病である場合、インプラントの成功率は下がるという事実である。当然ながら、臨床においてなんらかの対応が必要であろう。

　この項では、インプラント治療に関連して、歯周病患者に起こりうる特有の問題と事前策を提示する。原因の考察を十分に行い、インプラント治療の際に起こりうる問題を未然に防ぐための対応、すなわち事前策を考えていくことが重要である。

2. 起こりうる問題と事前策

問題①

口腔内細菌が多く、プラークコントロールが悪くなる

　歯周病患者は、プラークコントロールが悪く、口腔内細菌(歯周病菌)が多い傾向にあり、インプラント周囲炎を惹起しやすい[2]。

事前策①

　このような状況を避けるためには、歯周病患者へのインプラント治療に先行して、残存歯の歯周基本治療を徹底して行う必要がある。そのうえで抗菌治療や歯周外科治療なども必要に応じて行い、口腔内の細菌数を減少させることが重要である。

　深い歯周ポケットが残存する場合、歯周ポケット内に細菌が増えるので、歯周ポケットは3～4mm以下にコントロールすることが望ましい。また、インプラント周囲粘膜炎の状態であっても、インプラント周囲のプロービングデプスが3～4mm以内に浅くコントロールされていれば、機械的清掃で良好な治療効果が期待できるという報告もある[3]。

　すなわち、残存歯、インプラントともに歯肉溝は浅いほうが望ましく、プラークコントロールしやすい口腔内環境を作ることが重要である(図1a、b、図2)。

健康な状態が維持されているインプラント周囲溝（図1a、b）

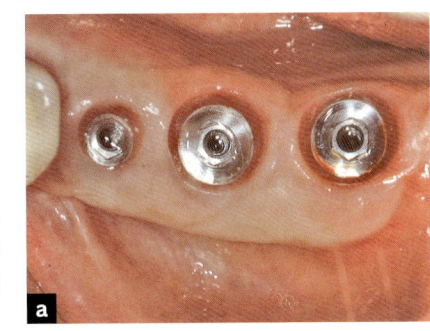
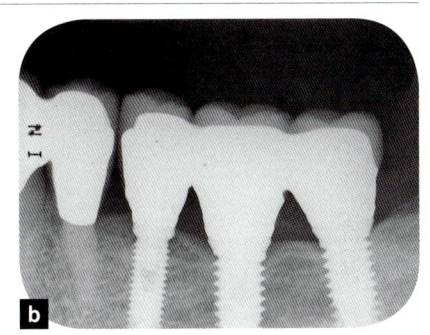

図1a 患者は60歳の男性。インプラント治療が終了して1年後にアバットメントを外した状態である。インプラント周囲溝は浅く、健康な状態が維持されている。

図1b 同部のエックス線写真。インプラント間、インプラント－天然歯間の歯槽骨が近遠心的に平坦であれば、インプラント周囲溝は浅く維持しやすい。

インプラント周囲粘膜炎と診断した症例（図2）

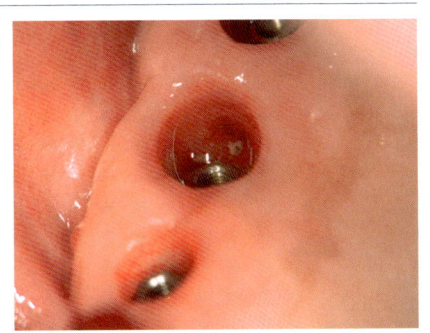

図2 メインテナンス中にインプラント周囲粘膜炎の状態を呈し、アバットメントを外した状態。約7mmのインプラント周囲ポケットが認められ、ポケット内壁にはプラークの付着が確認できる。このようにインプラント周囲粘膜が厚い場合や、インプラントの埋入深度が深い場合は、インプラント周囲ポケットが深くなりやすく、プラークコントロールがしにくい環境になりやすい。

問題②
CIレシオ（クラウン－インプラント比）が悪くなる

重度の歯周炎により抜歯に至ったケースにおいては、根尖部近くまで歯槽骨が吸収している場合が多いため、通常、抜歯後の歯槽堤は吸収量が大きくなる。下顎においては下歯槽管、上顎においては上顎洞底までの距離が少なくなることにより、歯槽堤の垂直的骨量の減少という状態をまねき、クラウン－インプラント比（Crown Implant Ratio、CIレシオ）が悪くなる。CIレシオが2～3の場合、インプラント周囲骨の吸収やインプラントの成功率に大きな影響は与えないという報告もあるが[4]、インプラント周囲炎などが発症し、インプラント周囲骨の吸収が生じた場合は、容易にインプラントの喪失につながることは明白であろう。

↓

事前策②

抜歯時にソケットプリザベーション（抜歯窩保存術、socket preservation）や、抜歯後に粘膜の治癒を待ってから、GBR法などによる骨造成を行って、CIレシオを改善させることが望ましい。

問題③
口腔前庭が浅くなり、清掃性が悪くなる

重度歯周炎により歯槽骨の吸収が大きくなると、抜歯後の歯槽堤は口腔前庭が浅くなる場合が多い。その結果、食渣の停滞をまねきやすくなり、プラークコントロールが難しい環境になりやすい。また、角化粘膜の幅が減少している場合も多い。

↓

事前策③

垂直的な歯槽骨の吸収が大きい場合は、GBR法などによる歯槽堤増大を行う。歯槽骨の吸収がそれほど大きくない場合は、頬粘膜がインプラント（あるいはインプラント埋入予定部位）に接している場合が多いため、軟組織の移植術などによる口腔前庭拡張を行う（図3a～c）。術式としては、遊離歯肉移植術（free gingival graft）、歯肉弁根尖側移動術（apically positioned flap）などがある。

遊離歯肉移植術で、口腔前庭拡張を行った症例(図3a〜c)

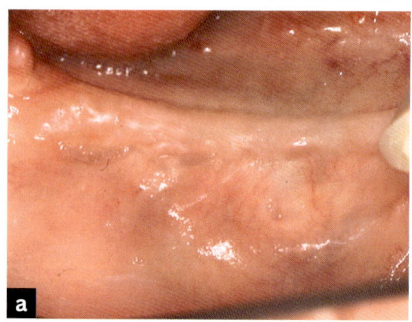

図3a 治療前の歯槽堤の状態。歯槽骨の吸収にともない、口腔前庭が非常に浅くなっている。

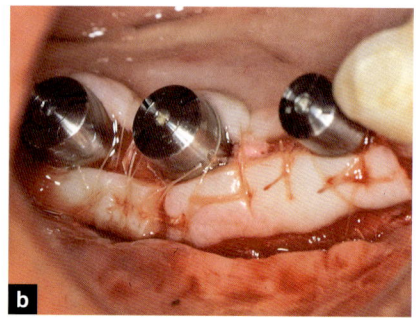

図3b インプラント二次手術時に遊離歯肉移植術によって、口腔前庭拡張を行った。

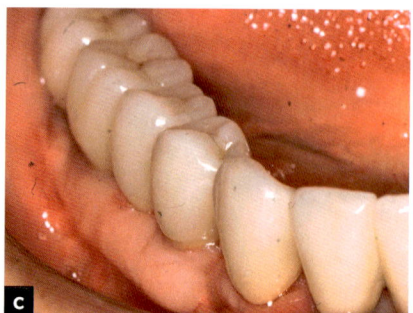

図3c 治療終了時。インプラント上部構造の頬側の口腔前庭が深くなり、清掃しやすい口腔内環境を整備することができた。

問題④
インプラント周囲の角化歯肉が少なくなる

重度歯周病により歯槽骨が高度に吸収している症例では歯肉退縮などが生じており、角化歯肉がすでに減少している場合が多い。そして歯の喪失により、さらに角化歯肉は減少する。このような状況でインプラントを埋入すれば、インプラント周囲の角化組織はより少なくなることが予想される。インプラント周囲に角化組織が少ない場合は、ブラッシングによるインプラント周囲組織の損傷、インプラント周囲の歯肉退縮などが生じやすくなると考えられる[5)、6)]。

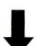

事前策④
インプラント周囲の角化歯肉を増大する方法としては、遊離歯肉移植術、歯肉弁根尖側移動術、上皮下結合組織移植術(subepithelial connective tissue graft)などが挙げられる。

問題⑤
インプラントと残存歯の動揺度の差が大きい場合、咬合力は動揺のないインプラントに集中する

インプラント周囲組織には歯根膜が存在せず、直接、骨と結合している。そのためインプラントはほとんど動揺しない(天然歯の場合は歯根膜の存在により、健全な歯であっても生理的動揺がある)。歯周病の既往がある歯の場合、臨床的に健康な状態であっても動揺度は健全な歯やインプラントに比べて大きくなっていることが多い。インプラントと残存歯の動揺度の差が大きければ、咬合力は動揺のないインプラントに集中すると考えられる。

事前策⑤
残存歯の動揺度を小さくするためには、連結固定などの対応が必要と考えられる場合もある。また、クレンチングやグラインディングなどのブラキシズムを有する患者の場合、ナイトガードなどの装着が有効であろう。さらに、定期検診の際には、咬合の変化を毎回確認すべきである。

2 歯周病の既往がインプラント治療に与える影響

SUMMARY
① インプラント周囲炎の病因は、歯周炎の病因と重なる部分が多い。
② 歯周炎の既往のある患者ではインプラント生存率、成功率がやや劣る。
③ 歯周治療後の残存ポケットは、インプラント周囲炎、インプラント喪失のリスクとなる。
④ 喫煙はインプラント周囲炎、インプラント喪失のリスクとなる。

1. 問題化しているインプラント周囲炎

インプラント治療の普及とともに、インプラント周囲炎が大きな問題となってきている。天然歯喪失の主な原因が歯周病であることを考えると、われわれ臨床医にとって、患者の歯周病の既往がインプラント治療に与える影響を正しく理解することは重要である。

この項では歯周病の既往を持つ患者のインプラント周囲炎、インプラント喪失のリスクを考察し、それらの患者を治療する際にどのように対処すべきかのガイドラインを策定する。

2. インプラント周囲炎の病因

インプラント周囲炎の発症メカニズムはすべてが明らかになったわけではないが、歯周炎とインプラント周囲炎では多くの類似点が指摘されている。

歯周炎、インプラント周囲炎の主たる病因はともに細菌である[7]。これについては、歯周炎、インプラント周囲炎に罹患した歯周ポケット、インプラント周囲ポケットからは、Red Complexの細菌など同様の細菌が検出される[8]ことが明らかになっている。しかし一方でインプラント周囲ポケットからは *Staphylococcous*、*Streptcoccus*、*Candida* などが検出されるという報告もあり、歯周炎の細菌叢とはまったく同じではない可能性も示唆されている[9]〜[11]。

また、遺伝的素因が歯周炎の発症、進行において役割を果たしていることを考慮すると、歯周炎の既往を持つ患者はインプラント周囲炎にも罹患しやすいと考えるのは妥当である。インターロイキン1型などの炎症性サイトカインの中の特異的な遺伝子型(genotype)は歯周炎を重症化する遺伝的なマーカーであることが知られているが[12]、この特異な遺伝子型はインプラント周囲炎患者のポケットからも認められることがある[13]。さらに後述する歯周炎の既往とインプラント周囲炎、インプラント喪失率の関係は、これら歯周炎の既往を持つ患者が、インプラント周囲炎発症のリスクを持つことを立証するエビデンスである[14]。近年のレビューではインプラント周囲炎発症の強いリスクファクターとして、プラークコントロールの不良、歯周炎の既往、喫煙が挙げられている[15]。その他インプラント周囲炎の病因を**表1**に挙げる[7]。歯周炎の病因と多くの共通の因子を持つが、

・上部構造、インプラント体の破折
・歯槽堤のボリューム不足、または埋入位置不良による、インプラント・スレッドの露出
・骨造成の失敗

はインプラントに固有の因子である。さらにセメント固定式のインプラントにおける、インプラント周囲溝内の残存セメントも、インプラント周囲炎の病因の1つとなっている[16]。

表1　インプラント周囲炎の病因

歯周炎と共通する因子	インプラントに固有の因子
[主因] ・細菌性プラーク [副因] ・歯周病の既往 ・喫煙 ・全身疾患 　・糖尿病 ・過剰なアルコール摂取* ・遺伝因子* 　・インターロイキン1型遺伝子型 ・咬合性外傷* ・口腔粘膜の状態* 　・角化粘膜の欠如	・表面性状 ・上部構造、インプラント体の破折 ・歯槽堤のボリューム不足、または埋入位置不良による、インプラント・スレッドの露出 ・骨造成の失敗 ・残存セメント

*は因果関係が示唆されるが、エビデンスが未確認である因子。

参考文献7より、引用・改変

表2　インプラント周囲炎の分類

軽度	PD ≧4mm （プロービング時の出血、排膿） 骨欠損 <25%
中等度	PD ≧6mm （プロービング時の出血、排膿） 骨欠損 25%〜50%
重度	PD ≧8mm （プロービング時の出血、排膿） 骨欠損 >50%

参考文献17より、引用・改変

3. インプラント周囲炎の分類、発症率

インプラント周囲炎の分類については表2のように、軽度、中等度、重度とした分類が発表されている[17]。

インプラント周囲炎の発症率については、インプラント周囲炎の定義が論文により異なることからさまざまであるが、それらを縦覧すると、5〜10年の観察期間では10%のインプラント、20%の患者に発症すると考えられる[18]。歯周炎患者のインプラント周囲炎発症率を明確に表した論文は少ないが、後述のインプラント周囲炎の成功率（success rate）が、インプラント周囲のプロービングデプス、骨欠損を基準にしていることを考えると、成功と認定されない多くのインプラントはインプラント周囲炎と同様の症状を呈していると考えることができる。

4. 歯周炎の既往とインプラント生存率、成功率

歯周炎の既往を持つ患者群のインプラント生存率（survival rate）は多くの論文で90%以上と、非歯周炎患者群と比べても遜色のない高い値を示す[19],[20]。また同一の論文中で、歯周炎の既往のある患者群とない患者群を比較した研究では、歯周炎の既往のない患者群に比べ、既往のある患者群が若干低いインプラント生存率を示すことが報告されている[1],[21]〜[25]（表3）。さらにインプラント周囲のプロービングデプス、骨欠損量などに閾値を設けたインプラント成功率（success rate）から判断すると、歯周炎の既往のない患者群との差はより開く。これらの中には成功率が約50%であると述べる論文もあるが、現在使用されていないインプラントを用いた治療を研究対象としており、その解釈には注意が必要である[1]。

しかし歯周炎患者群では、インプラントの喪失には至らないまでも、インプラント周囲ポケット、プロービング時の出血、骨欠損など、不健康な状態のインプラントが非歯周炎患者群より多いことが示唆されている。さらには歯周炎の進行に際して遺伝的素因の多いとされる侵襲性歯周炎患者は、慢性歯周炎患者に比べ生存率、成功率が低いことが報告されている[26],[27]。該当する患者に対するインプラント治療はとくに注意が必要であることが示唆される。

5. 残存ポケットのコントロールおよびSPTの必要性

近年の研究では、歯周治療後の天然歯の残存ポケットがインプラント周囲炎の発症率を有意に増加させるということが明らかにされている[28],[29]。Cho-Yan Leeらは残存ポケットがインプラント周囲炎に及ぼす影響を検索し、歯周炎患者は、非歯周炎患者に比べ、インプラン

表3　歯周炎の既往の有無によるインプラント生存率、成功率

著者	メーカー	表面性状	観察期間（年）	生存率（%）歯周炎患者群	生存率（%）非歯周炎患者群	成功率（%）歯周炎患者群	成功率（%）非歯周炎患者群
Brocard 2000[21]	Straumann	TPS	1〜7			74.4	88.8
Hardt 2002[22]	Branemark	機械研磨	5	92.0	96.7		
Karroussis 2003[1]	Straumann	TPS	10	90.5	96.5	52.4	79.1
Rosenberg 2004[23]	多種	多種	13			90.7	93.7
Evian 2004[24]	Paragon Zimmer	機械研磨、HA	0.1〜11	79.2	91.7		
Roccuzzo 2012[25]	Straumann	TPS	10	96.6	91.4	63.2	93.4

ト周囲に5mm以上の、プロービング時の出血があるポケットを有する率が高いことを報告している。また、歯周炎患者でフォローアップ検査時に5mm以上の残存ポケットを有する患者は、インプラント周囲炎を発症する割合が、残存ポケットの無い患者、非歯周炎患者に比べ、有意に高いとしている。

同様にPjeturssonも、歯周炎に対し感受性の強い患者群においては、歯周治療後に5mm以上の残存ポケットを有する場合、インプラント周囲炎の発症率が高いことを報告している。さらにサポーティブペリオドンタルセラピー（SPT）中の歯周病再発がインプラント周囲炎、インプラント喪失のリスクになることも報告している[29]。

関連して、歯周基本治療後のSPTの有無とインプラント周囲のパラメータを検討した論文によると、進行した歯周炎の既往を持つ患者で、SPTに従わない患者群では、88.9％のインプラントが6mm以上のポケットを有したという報告がみられる[25]。

不完全な歯周治療は、インプラント周囲炎、インプラント喪失のリスクである。これらの患者には、インプラント埋入手術前の残存ポケットのコントロール、およびSPTが必須であることを、われわれは強く認識しなければならない（図1）。

6. 喫煙

喫煙は歯周炎の大きなリスクファクターである。それはインプラントにおいても同様であり、インプラント周囲炎、インプラント喪失のリスクとなっている。喫煙は創傷治癒を遅延させ、コラーゲンを産生し、線維芽細胞の機能、末梢循環、白血球、マクロファージの機能を低下させる。

喫煙者とインプラント周囲炎の関連を検索した論文によると、多くの論文において、喫煙者はインプラント周囲炎の発症率が高いことが報告されている。そのオッズ比は3.6〜4.6である[20]。

さらに喫煙者とインプラント生存率を検索した論文によると、喫煙者のインプラント生存率は非喫煙者に比べて低く、80〜96％である。なお喫煙者のインプラント喪失のオッズ比は2.03〜6.89と報告されている[20]。

また、喫煙は上顎洞底挙上術、即時埋入、即時荷重インプラントの生存率も低下させるとされている[20]。

表4　歯周病患者にインプラントを埋入する際のガイドライン

1. 歯周病の既往はインプラント周囲炎、インプラント喪失のリスクであることを術者、患者ともに認識する。そのリスクは歯周炎の重症度や遺伝的因子により増加する。

2. 残存歯の歯周治療はインプラント治療に先行して完了することが望ましい。その際、プラークコントロールは一定レベル以上をクリアし、歯周ポケットについてもコントロールされていることが望まれる。

3. 喫煙者の患者には喫煙がリスクを向上させることを知らしめ、禁煙がそれを低下させることを知らせる。

4. 歯周病患者へのインプラント体の選択に際しては、Minimally rough、Moderately rough な表面性状を有するインプラント体を選択することが望ましい。

5. 定期的なSPTの必要性を術者、歯科衛生士、患者が認識する。

6. 以上を守れば、歯周病の既往の無い患者と同程度の成功率を期待できる。

7. 表面性状

表1に挙げているように、インプラントの表面性状はインプラント周囲炎に対するリスクファクターの1つとして考えられている。インプラントの表面性状については、表面性状を

- Minimally rough（機械研磨）
- Moderately rough（SLA、TiO Blastなど、インプラント表面に添加しないタイプの粗面）
- Very rough（TPS、HA）

の3つに分け、Very rough の表面性状を持つインプラントは、インプラント周囲骨欠損の発症率が高く、歯周病患者には避けるべきであるという意見がある[30]。また、特定の表面性状がインプラント周囲炎に対するリスクであるとする論文もある[29],[31]。一方、表面性状とインプラント周囲炎の発症には有意な相関がないとする論文もみられる[32]。

8. 歯周病患者にインプラントを埋入する際のガイドライン

以上の2013年現在明らかなエビデンスを総合すると、歯周病患者にインプラントを埋入する際には、表4のようなガイドラインを設けることができる。

不完全な歯周治療に起因すると思われるインプラント周囲炎（図1）

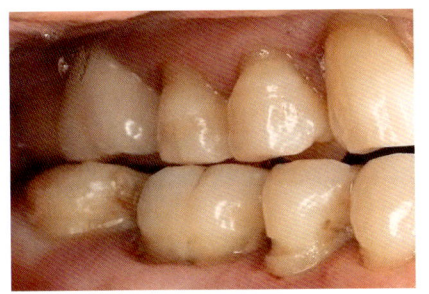
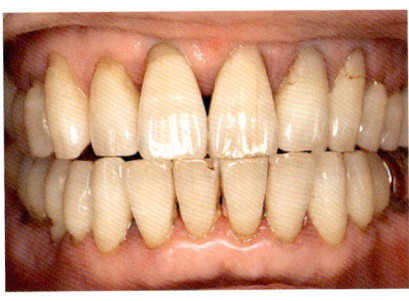
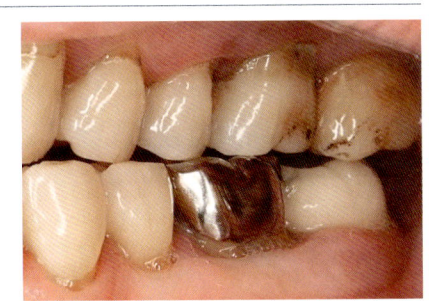

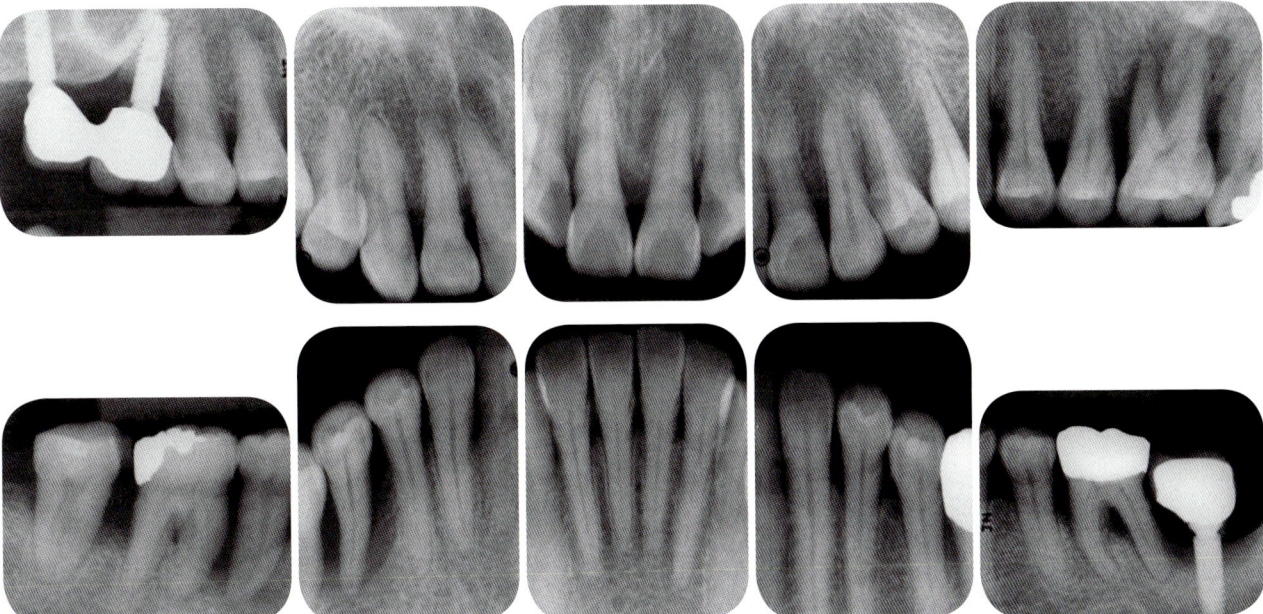

図1 患者は3年前、他院にて右上、左下にインプラント埋入手術を受けている。しかし左上、右下臼歯部など多くの残存ポケットを抱え、インプラント周囲の腫脹を主訴に来院した。6｜、｜7のインプラント周囲には、骨欠損を認める。不完全な歯周治療に起因すると思われるインプラント周囲炎を発症している。

CHAPTER 5
手術環境の整備

I 術前・術中・術後の準備

SUMMARY
① 清潔域と不潔域を明確に区分する。
② 手術・外科処置に携わるスタッフ全員が、あらかじめ手術の段取りを理解しておく。
③ インプラント体の埋入が完了するまで、インプラント体の表面にいかなるものも接触させないようにする。
④ 術後の状態に応じた口腔衛生管理を行う。

1. 汚染・感染防止の徹底

　手術室は清潔域と不潔域とに区別される。この2つの領域が明確に区分されていないと、スタッフが清潔域と不潔域を混同し、汚染や感染をともなうアクシデント(医療事故)が生じる原因になる。

　したがって、術中において清潔域と不潔域を混同せず、円滑に手術を終えるためには、スタッフ全員があらかじめ、手術日、外科処置の各ステップ(手術を行う場所・時間、必要な人員・器具、器材)、手術アポイントメントなどを理解し、共通の認識を持ったうえで、手術に臨む必要がある。

　すなわち手術の前提として、スタッフ教育、チーム医療が重要である。それが汚染や感染防止の徹底へとつながり、手術成功への非常に重要な鍵となる。

2. 手術室の整備と管理

　上述のように、術中の汚染や感染を避けるためには清潔域担当者と不潔域担当者とを明確に分けておかねばならない。そして術前には手術室を徹底的に清掃・除菌し、スタッフは手術用のディスポーザブルガウンと滅菌グローブを装着して、清潔域を設定する。手術室の清掃・除菌を行う際にはディスポーザブルのドレープを用いることが望ましい。

　また、清潔域を設定した後は滅菌されたグローブや器具以外ではいかなるものにも触れないようにする。使用する外科器具類は、手術直前まで、滅菌パックから開封せずに準備しておく。

3. 術中管理

　基礎疾患の有無にかかわらず、術中のバイタルチェックには、生体モニター(SPO_2、BP、心電図など)の使用が推奨される。また、口腔内は細菌によって汚染された空間であるため、手術直前にできるだけ除菌をしておく必要がある。口腔内の除菌には、歯科衛生士による手術直前の機械的清掃などが挙げられる。

　術中においては、インプラント体がパッケージから開封されてから、完全に骨(移植材を含む)内に埋入されるまでの間、外気以外のもの(唾液、歯肉弁、手術器具など)に接触しないよう、術者を補助しなければならない[1]。これは、清潔なインプラント体表面がオッセオインテグレーションの獲得には重要なためである。

4. 術後管理

　インプラント周囲軟組織の良好な治癒を得るまでの間(とくに1回法の場合)は、プラークの付着をできるだけ抑えられるよう、歯科衛生士による頻回な機械的清掃などの口腔衛生管理を行う。術後の管理としては、痛み・腫脹の確認、創傷の消毒、術部周囲の清掃指導、術後の注意事項の再確認、投薬の確認などを行う。

2 麻酔・鎮静法

> **SUMMARY**
> ① 患者の既往歴を含め、全身状態を把握しておく。
> ② 患者の痛みや不安を増加させないためにも、術部に確実な麻酔を効かせる。
> ③ 麻酔薬や鎮静薬の薬理に精通しておく。

1．麻酔の種類と適応

手術時における麻酔の種類としては、浸潤麻酔と伝達麻酔が挙げられる（**表1**）。

1）浸潤麻酔 単独歯、もしくはブロック単位のインプラント体埋入など、多くの場合においては、浸潤麻酔のみで対応可能である。

2）伝達麻酔 広範囲にわたる骨造成や上顎洞底挙上術、あるいは全顎的な手術では、伝達麻酔の併用が有効な場合もある。

表1　麻酔の種類と適応

麻酔の種類	適応
浸潤麻酔	・単独歯埋入 ・ブロック単位での埋入　　など
伝達麻酔	・広範囲にわたる骨造成 ・上顎洞底挙上術 ・全顎的手術　　など

※鎮静法は、患者の状態や、不安などに応じて併用する。

2．鎮静法

鎮静法には吸入鎮静法と静脈内鎮静法があるが、インプラント手術時に主に用いられるのは静脈内鎮静法である。

静脈内鎮静法は、患者の不安や状態などに応じて併用する。静脈内鎮静法を併用することで、患者の意識を消失させない程度に中枢を抑制し、患者の恐怖心などを取り除き、良好な鎮静状態で手術を行うことができる[2]。

不安や恐怖心の強い患者だけでなく、嘔吐反射の強い患者、循環系の安定にも寄与することから、高血圧などの循環系の合併疾患を持つ患者などにも有効である。また、長時間の手術においても良好な鎮静状態で患者を管理することが可能であり、健忘効果を有することも特徴である。

鎮静薬としては、ベンゾジアゼピン系のミダゾラム、ジアゼパムなどが従来から用いられてきたが、近年はプロポフォール（静脈麻酔薬）も使用されている。投与においては、呼吸抑制をきたすことに留意し、モニタリングを行うことが推奨される。

CHAPTER 6
インプラント手術時および術後のトラブルの予防と対応

I 患者の体調の変化

SUMMARY
① 術前にはバイタルサインの確認を行う。
② 術中のモニタリングを行うことが推奨される。
③ 患者の既往症、常備薬の服用の確認を行う。
④ 救急薬品を常備するとともに、蘇生処置のトレーニング（AEDを含む）を行う。

1．代表的な体調の変化

術中における患者の体調の変化としては、血圧上昇、神経因性ショック、アナフィラキシーショック、過換気症候群、不整脈、狭心症などが挙げられる（表1）。また、抗凝固薬ワルファリン（ワーファリン®）内服中の患者、糖尿病の患者、骨粗鬆症の患者について、術前の予防と対応の要点を表2に示す。手術に際してはCHAPTER Iの表2についても参考にされたい。

なお、術前には患者のバイタルサインの確認、健康状態の把握、術中には患者の急な体調変化に対応するためのモニタリングを行うことが推奨される。

表1　術中に起こりうる体調変化とその対応・注意点

起こりうる体調変化	具体的な体調変化	対応・注意点
血圧上昇	頭痛など。	・180/110mmHg以上になったら手術を中断する[1]。
神経因性ショック	徐脈、血圧低下、顔面蒼白、呼吸抑制など。	・通常は数分で回復する。 ・局所麻酔時には、痛み、刺激を与えないようにとくに注意する。 ・モニタリングを行い、経過観察する。
アナフィラキシーショック	意識消失、血圧低下、呼吸困難など。	・生命リスクが高い。 ・救急救命措置と同時に救急車を要請する。
過換気症候群	息苦しさ、指先のしびれなど。	・早くて浅い呼吸が特徴であり、通常は数分で回復する。 ・大きめの紙袋を用いて、呼気ガスの再吸入を行う。
不整脈	動悸、めまい、意識低下、意識消失など。	・手術を一時中断し、経過観察する。 ・致死的な不整脈を引き起こすことがあるため、モニターなどで患者の症状をよく確認し、いつでも救急車を要請できるようにしておく。
狭心症	胸の痛み、発汗など。	・ニトログリセリン{ニトロペン®、1錠(0.3mg)}を舌下投与するなどの処置を行い、経過観察する。15分以上持続する場合は心筋梗塞の可能性もあるため、すぐに救急車を要請する。

表2　手術に際し、注意すべき患者とその予防・対応

注意すべき患者	予防・対応
抗凝固薬ワルファリン内服中の患者[2]	・PT-INR値を測定し、3.0未満であれば内服を継続して手術を行う。 ・PT-INR値が3.0以上の場合は、専門医療機関に紹介する。
糖尿病の患者	・内科主治医と連携する。 ・正常者と比べると感染のリスクが高く、創傷の治癒不全があるため、注意が必要である。（CHAPTER I 参照）
骨粗鬆症の患者[3]	・ビスフォスフォネート系薬剤(BP系薬剤)を内服している場合は、処方医師と十分な連携をとる。 ・手術に際しては、BP系薬剤関連顎骨壊死(BRONJ)の可能性などについて、十分なインフォームドコンセントを行う。 ・術後感染はBRONJを引き起こすリスクが高くなるため、手術の際には、感染予防に対する有効な対策をとる。

2 術者の手技および情報不足によるトラブル

> **SUMMARY**
> ① 安全性の高い治療計画がトラブルの防止につながる。
> ② 術野に近い部位の解剖学的な形態を確認しておく。
> ③ トラブルが起きた際の対処法を把握しておく。

1．代表的なトラブル

術者の手技によるトラブルとしては、器具の誤飲・誤嚥、下顎管の損傷、血管損傷による出血、上顎洞への迷入などが挙げられる（**表1**）。

術前の情報不足によるトラブルを防止するためには、問診と術前検査を綿密に行い（**CHAPTER 1**参照）、抗凝固薬ワルファリンや抗血小板薬アスピリンなどの内服患者や、感染性心内膜炎のリスクのある患者の場合は、必ず主治医に全身状態を確認する。また、止血シーネの準備や抗菌薬の術前投与といった予防策をとり、緊急時の対処法をあらかじめ把握したうえで外科処置に臨む必要がある（**表2**）。

インプラント体埋入窩形成中のトラブル（図1）

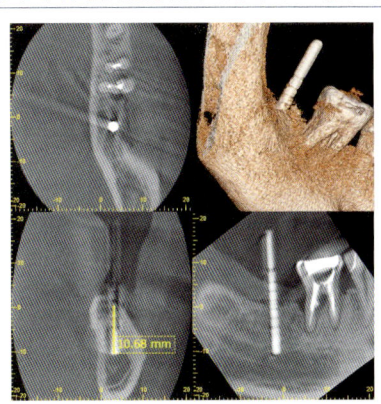

図1 7]部に埋入窩形成中、大量出血。圧迫止血後、デプスゲージにてCT撮影したところ、先端は下顎管上縁に達していた。幸い下顎歯槽神経麻痺は発症しなかった。

表1　術者の手技により起こりうるトラブルとその予防・対応[4]

起こりうるトラブル	予防・対応
器具の誤飲、誤嚥	・器具に落下防止用の糸をつけて予防する。 ・ただちに起こさず、体を横にして器具をとり出す。 ・飲み込んでしまった場合は、腹部突き上げ法にて、器具の排出を試みると同時に、専門医へ紹介する。
下顎管の損傷	・CTを用いた術前検査時に、下顎管やオトガイ孔からの安全域を2mm以上とってインプラント体の長さを決定する。 ・術後、エックス線写真にてインプラント体が下顎管に接していることが確認できる場合は、インプラント体を撤去するか、短いサイズのインプラント体に変更する。 ・埋入窩形成中に大量の出血があった場合は、圧迫止血する（**図1**）。
血管損傷による出血	・埋入手術を中止し、損傷部位と走行する動脈の解剖学的な位置を確認したうえで、確実な圧迫止血を行う。 ・舌下動脈損傷の場合、圧迫止血を継続しながら、救急搬送する。
上顎洞への迷入	・CT画像により迷入位置を三次元的に確認し、自ら除去手術を行うか、専門医へ搬送する。

表2　術前の情報不足により起こりうるトラブルとその予防・対応[4]

起こりうるトラブル	予防・対応
抗凝固薬ワルファリン、抗血小板薬アスピリンなどの内服による異常出血	・発作リスク回避のため、通常は抗凝固薬、抗血小板薬を服用した状態で手術を行う。 ・術前には、主治医に外科処置の可否を確認しておく。 ・緊急時を想定し、止血シーネの準備をしておく。
感染性心内膜炎の発症	・心疾患を有する場合は、抗菌薬の術前投与を行う。 ・処置後に発熱がみられた場合は、感染性心内膜炎の発症を疑い、主治医へ連絡する。

3 術後合併症

> **SUMMARY**
> ① 痛み、感染、腫脹を見逃さず、術後感染やその他の急性炎症に対処する。
> ② 知覚麻痺が疑われたら神経損傷の程度を判定し、治療する。
> ③ 骨の火傷、圧迫壊死の場合は原因のインプラント体を撤去する。
> ④ BP系薬剤関連顎骨壊死（BRONJ）のリスクと対処法を事前に患者に説明しておく。

1. 代表的な術後合併症の兆候

代表的な術後合併症の兆候としては、痛み、感染、腫脹、神経麻痺、皮下出血、粘膜下出血、その他（骨の火傷、圧迫壊死）などが挙げられる（**表1**）。

1）痛み　手術にともなう反応性炎症は、通常2〜3日で改善傾向となり、ほとんどが1週間以内におさまる。手術部の術後感染所見がないにもかかわらず、術後1週間経過しても疼痛が続く場合は、埋入部に近接した慢性感染巣の急性化、術後感染、近接している歯根の損傷、神経損傷、心因的疼痛などを疑い、それぞれに対処する。

2）感染　術後感染予防のため、軟組織が治癒するまでの間（5〜7日間）は抗菌薬を投与することが望ましい。糖尿病やステロイド、あるいは抗がん剤服用中の患者の場合、全身状態が良好にコントロールされていることが前提で、術前からの抗菌薬の投与が必要になる場合がある。創の裂開や、治癒不全が起きた場合は、細菌感染が広がらないよう、通院による洗浄を行うと同時に、洗口液の使用を指導して、抗菌薬の投与を行う。

3）腫脹　通常の治癒でも、術後3〜7日程度の腫脹は起こりうる。とくに骨移植にともなう減張切開を行った場合や、感染をともなう即時埋入を行った場合に起こりやすい。術部からの排膿や膿瘍形成などの術後感染所見があれば、通院による洗浄を行うと同時に、洗口液の使用を指導して、抗菌薬の投与を行う。

4）知覚麻痺　神経損傷にともなう知覚麻痺は、そのほとんどが下歯槽神経麻痺、オトガイ神経麻痺である。知覚麻痺が確認された場合は、麻痺の範囲と程度を検査し、早期にCTの撮影を行う。このとき、下歯槽神経やオトガイ神経にインプラント体が接している場合は、速やかにインプラント体の撤去を行う。薬物療法は、末梢神経障害に適応を持つビタミンB_{12}製剤メコバラミン（メチコバール®）が有効である。星状神経節ブロックによって、副交感神経優位となり、顔面への血流が増加し、神経線維への血行が改善されるため、その再生が促進される。

神経麻痺にともなう知覚麻痺が起きた場合は傷の程度（Seddonの分類）（**表2**）により予後を判定し、今後の治療内容を説明する。しかし重度な神経損傷をきたしている場合には、回復が困難となることが多いので、ただちに専門医に紹介しなければならない。

5）皮下出血、粘膜下出血　弁の閉鎖不全や、死腔の存在、深部の内出血などにより発現する。緊密な縫合と術後の十分な圧迫止血によって、かなり予防できる。出血や血腫の大きさによっては知覚麻痺をともなうこともある。血腫が大きく、骨膜との付着を阻害する場合は、粘膜下の血腫を取り除く必要がある。

表2　神経損傷の程度（Seddonの分類）

神経遮断（Neurapraxia）
・もっとも軽度であり、一過性の伝達障害であるため、3週間〜数か月でほぼ完全に回復する。

軸索断裂（Axonotmesis）
・損傷部より抹消の軸索は変性するが、シュワン鞘の連続性は保たれる。最終的に数か月から1年ほどで感覚は回復するが、正常の域まで達しないこともある。

神経断裂（Neurotmesis）
・オトガイ部皮膚の知覚喪失と、完全な麻痺が出現する。治療には神経縫合や神経移植が必要になる。

6) その他(骨の火傷、圧迫壊死) 歯槽骨は47℃以上で骨壊死を起こすため、骨密度/骨質の分類(Lekholm U, Zarb GA.1985)において、Type 1、2に該当するような硬い骨の場合は、摩擦による発熱に十分注意して埋入窩を形成する必要がある。径の大きいインプラント体を避け、埋入計画時には、径の小さいものや短いものも用意しておく。また、埋入トルクが大きすぎると圧迫壊死を起こすこともあるため、埋入前にタップを切り、埋入トルクのかけすぎには注意する。

火傷を起こした場合は、埋入したインプラント体の根尖部にエックス線透過像が出現する(図1)。その場合は、速やかにインプラント体を撤去し、抗菌薬の投与を行い、骨反応の改善を確認した後、再度、埋入計画を立てる。

2. BP系薬剤によるBRONJのリスク

BP系薬剤を投与されている患者は、処方医師との十分な連携をとりながら、術前にBRONJのリスクを可能なかぎり減らさなければならない。しかし、以下の3項目の診断基準を満たした場合はBRONJと診断し、必ず専門医に相談する。

(1) 現在あるいは過去にBP系薬剤による治療歴がある
(2) 顎骨への放射線照射歴がない
(3) 口腔・顎・顔面領域に骨露出や骨壊死が8週間以上持続している

米国口腔顎顔面外科学会による提言書[5]によれば、BRONJの病期分類に応じた治療方針は表3のように提言されている。

骨の火傷を起こした症例(図1)

図1 術後に根尖相当部の自発痛が続いたため、術後感染を疑い、抗生剤および消炎鎮痛剤を2週間処方した。

その後、術後4週で排膿路の形成が認められ、エックス線写真撮影を行ったところ、インプラント体の先端に根尖病変様のエックス線透過像が認められたため、ただちにインプラント体を撤去した。その後、歯槽骨の治癒を待ち、再度埋入を行った。

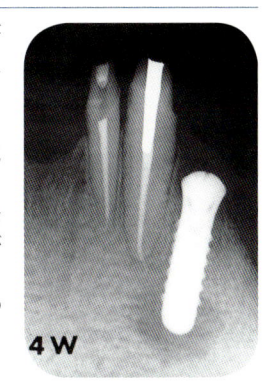

表3 BRONJの病期分類に応じた治療方針[5]

【ステージ1】

無症状で感染をともなわない骨露出、骨壊死である。

◆対応
・含嗽剤を使用する。
・外科的治療の適応にはならない。
・年4回程度の定期検診・経過観察を行う。
・患者教育とBP系薬剤投与の適応について再評価を行う。

【ステージ2】

疼痛、発赤、感染をともなう骨露出、骨壊死。
排膿はある場合とない場合がある。

◆対応
・広域抗菌薬(βラクタム系が第一選択、ペニシリンアレルギーの既往がある場合はクリンダマイシン、ニューキノロン)の投与を行い、洗口液を使用する。
・鎮痛薬を使用する。
・軟組織への刺激を軽減させるため、表層組織に限局したデブライドメントを行う。

【ステージ3】

疼痛、感染をともなう骨露出、骨壊死。病的骨折、外歯瘻、下顎下縁にいたる骨吸収と破壊のいずれかをともなう。

◆対応
・洗口液を使用し、抗菌薬の投与と鎮痛を行う。
・疼痛、感染を長期的に軽減させるためのデブライドメント、または区域切除を行う。

表1 代表的な術後合併症の兆候と予防・対応

術後合併症の兆候	予防・対応
痛み	・術部の炎症・感染所見の有無、近接する歯根、慢性感染巣を確認する。 ・神経損傷がないか確認する。
感染	・化膿性炎症の有無を確認する。感染拡大の予防のため、洗口液の使用、抗菌薬の投与を行う。
腫脹	・排膿・膿瘍形成があれば消炎処置と抗菌薬の投与を行う。
神経麻痺にともなう知覚麻痺	・原因のインプラント体の撤去を行う。損傷の程度を検査し、重度な場合、ただちに専門医に紹介する。 ・薬物療法は、ビタミンB$_{12}$製剤のメコバラミン(メチコバール®)が有効である。
皮下出血、粘膜下出血	・治癒を阻害する血腫がある場合は除去する。
その他(骨の火傷、圧迫壊死)	・骨の火傷、圧迫壊死を起こした場合は、原因のインプラント体を撤去する。

CHAPTER 7
上部構造への歯周病学的配慮

I 清掃性の高い上部構造の条件

SUMMARY
① 患者自身によるプラークコントロールによって清掃できる上部構造を製作する。
② 天然歯の大きさ、形態に応じた径のインプラント体を用い、清掃性を考慮したアバットメントを選択する。
③ 審美性、機能性を考慮した上部構造を製作する。

1．上部構造の清掃性を確保するためには

患者の口腔内に装着した補綴物が長期にわたって良好に機能するためには、補綴物周囲の歯周組織の健康と補綴物自体の清掃性が確保されることが重要である[1],[2]。これはインプラントの上部構造においても同様であり、とくに歯周病患者においては、インプラント周囲炎によるインプラント周囲の骨吸収や、インプラントの喪失が生じやすい[3]~[5]ことが考えられるため、患者自身によるプラークコントロールによって、確実に清掃できるような上部構造を製作することが求められる（図1a～c）。

清掃しやすい上部構造を図2、その条件を表1に示す。基本的に天然歯における補綴物の条件と変わらないが、清掃性の高い上部構造のためには、天然歯とインプラントの違いを考慮し、インプラントの特徴に合った工夫が必要である。

2．天然歯とインプラント体の歯根断面の違いを考慮した対応法

天然歯とインプラントの違いの中で、上部構造製作に大きく関係するものに、歯肉貫通部の天然歯の歯根断面と、インプラント体断面の違いが挙げられる。

歯肉貫通部の天然歯の歯根断面は、歯によってそれぞれの大きさ、形態を呈しているが、ほとんどのインプラント体断面は円形である。この違いを考慮せずに治療を行うと、適切なエマージェンスプロファイルを付与することができず、インプラント体から上部構造につながる形態が清掃性の低い形態になってしまう恐れがある（図3a、b）。

天然歯に類似した清掃性の高いエマージェンスプロファイルを再現するためには、天然歯のサイズに応じた径のインプラント体を用い、上部構造の清掃性を考慮したアバットメント（既製、カスタムメイドなど）の選択を行うことが有効である（図4a、b）。

しかし、複数本のインプラントを小～大臼歯部に埋入する際、骨幅が不足しているために径の大きいインプラント体の使用が難しい場合もある。そのような場合は比較的小さな径のインプラント体を用い、ポンティックを利用することで、清掃性の高い上部構造を製作できるようになり、骨造成などの外科的介入も回避できる（図5a～c）。

昨今、インプラント治療においても、高い審美的結果が求められているが、審美性の追求に偏重することなく、清掃性の確保を十分に考慮すべきである。治療によって回復した審美的・機能的結果を、長期的に維持するためには、高い清掃性を兼備することが重要である。

表1　清掃性の高い上部構造の条件[6]

・マージンの適合がよい
・マージンが歯肉縁下の浅い位置に設定されている
　（審美的に問題がなければ歯肉縁上）
・適切な形態が付与されている
　（オーバーカントゥアを避ける）
・ポンティックの形態が適切である
・下部鼓形空隙の形態、大きさが整っている
・設計がシンプルである
・プラークの付着しにくい材質・形状である

患者自身によるプラークコントロールを重視した上部構造（図1a～c）

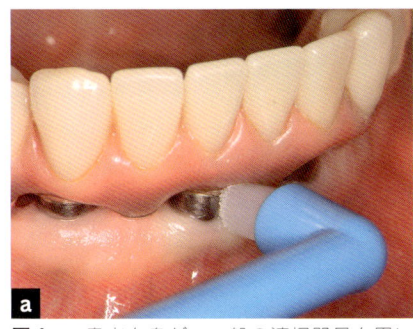

図1a 患者自身が、一般の清掃器具を用いて容易に清掃できることが大切である。

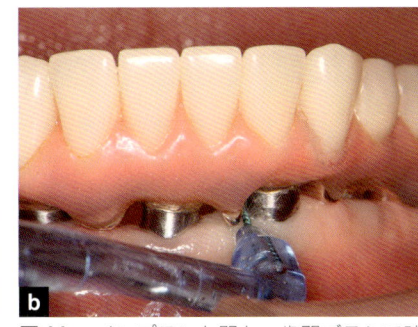

図1b インプラント間も、歯間ブラシで確実に清掃できる。

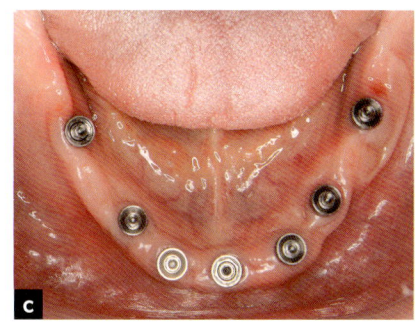

図1c インプラント周囲組織に炎症はみられず、健康的な状態を維持している。

清掃しやすい上部構造（図2）

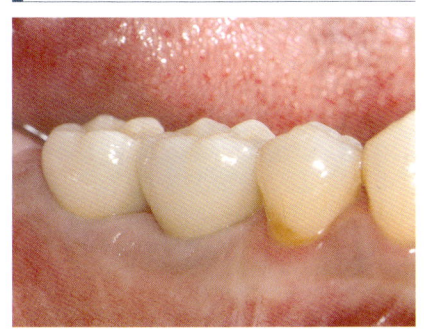

図2 マージンの適合性、位置が良好で、上部構造や歯肉ラインの天然歯からの連続性が得られている。

歯冠外形と調和していないエマージェンスプロファイル（図3a、b）

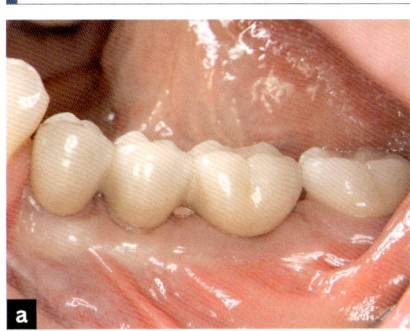

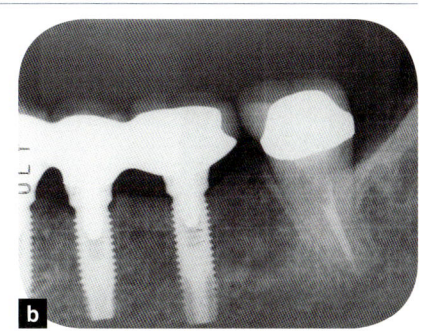

図3a、b 歯冠の大きさ、形態に合わない小さすぎる径のインプラント体やアバットメントを使用すると、清掃性の低いエマージェンスプロファイルとなってしまう場合がある。

適切な径のインプラント体とアバットメントを選択した一例（図4a、b）

図4a、b 大臼歯では、径の大きいインプラント体や、インプラント体から上部構造まで移行的に径や形態を変化させていくアバットメントを用いて、清掃性を向上させることができる。

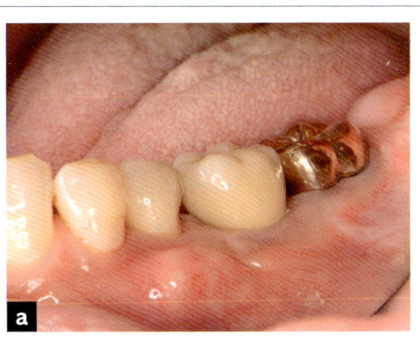

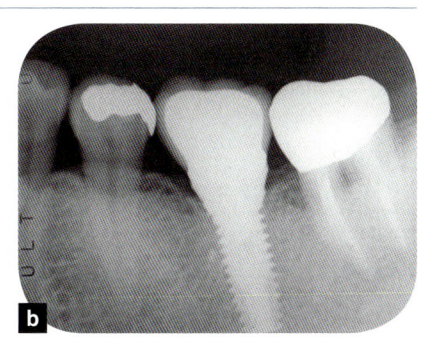

埋入位置の工夫とポンティックの利用により、清浄性を確保した一例（図5a～c）

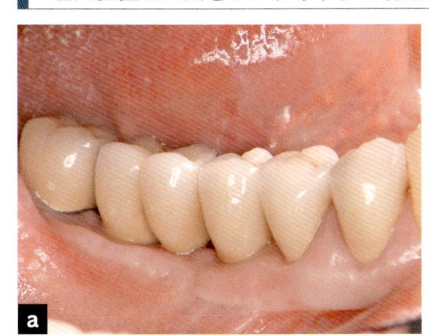

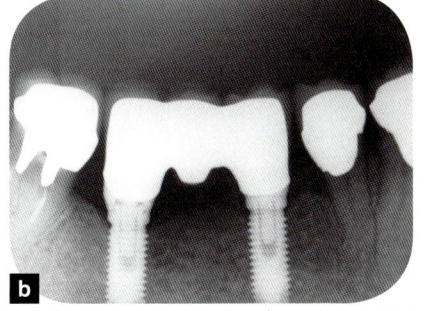

図5a、b 大臼歯部で骨幅が不足している場合は、比較的小さな径のインプラント体を選択し、埋入位置の工夫とポンティックの利用により、清掃性の高いエマージェンスプロファイルを付与することができる。

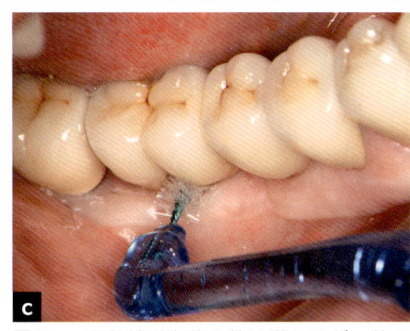

図5c 下部鼓形空隙の数は増えるが、他の部位と同じサイズの歯間ブラシで適切に清掃できる。

CHAPTER 8
メインテナンス

I 残存歯のメインテナンス

SUMMARY
① 日常のセルフケアと定期的なプロフェッショナルケアによって、再感染を予防する。
② 力のコントロール、定期的な咬合検査で、歯根破折を予防する。
③ メインテナンス時に生じうるトラブル・対応方法を患者に提示する。
④ 定期検診を行い、トラブルを早期に発見して改善を図る。

1. 歯周治療後における再感染の予防

歯周治療後、残存歯を生涯トラブルなしでメインテナンスできるケースは多くはないと思われる。歯周治療でプロービングポケットデプス、プロービング時の出血が改善されても、日常のセルフケアと定期的なプロフェッショナルケアを怠ると、再感染のリスクは高まる。

患者には、歯周病菌を減らすことはできてもゼロにすることはできないこと、そのため、定期的な歯肉縁下のクリーニングにより、生体が許容できる範囲に歯周病菌をコントロールする必要があることを理解してもらい、再感染を予防することが重要である。

2. 歯周治療後におけるう蝕の予防

歯周治療後に歯根が露出した場合、象牙質とエナメル質の耐酸性の違いから、過去にう蝕に罹患した経験の少ない患者でも根面う蝕に罹患するケースは多い。歯間部、歯頸部のプラークコントロールの徹底に加え、フッ化物の応用による歯質の強化、飲食のコントロールなどを行うことが望まれる。

3. 対合歯がインプラントの場合における歯根破折の予防

咬合が安定していない場合、失活歯の歯根が破折するケースも少なくないと思われる。対合歯がインプラントの場合にはとくにその確率が高まるため、インプラント治療の前後には歯根破折の可能性があることを患者に説明し、対応策を提示しておくほうが、患者との良好な関係は保たれる。同時に、ナイトガードの装着の推奨、定期的な咬合検査で歯根破折の予防に努めることが望ましい。

2 インプラントのメインテナンス[1),2)]

> **SUMMARY**
> ① インプラントのメインテナンスは、天然歯との組織構造の違いを理解して行う。
> ② プロービングは深さを測定するためではなく、病態把握のために行う検査である。
> ③ インプラント周囲粘膜炎かインプラント周囲炎かについての診断は、エックス線写真でなければ不可能である。
> ④ インプラント体の動揺が疑われる場合は、インプラント体の動揺か上部構造の動揺かを見極める。

1. 残存歯の評価および抜歯原因の把握

1）残存歯の評価 天然歯からインプラントへの交叉感染[3)]を避けるため、インプラント周囲だけでなく、天然歯の歯周組織も良好な状態に保つ必要がある。

2）抜歯原因の把握 歯周病の既往のある患者へインプラント治療を行った場合、インプラント周囲炎に罹患する確率は、歯周病の既往のない患者の4倍に上る[4)]。そのため、抜歯原因を把握することは、今後のメインテナンス計画を立案するうえで必要不可欠である。

2. 視診による検査

1）インプラント周囲組織の状態確認（発赤・腫脹の確認）
インプラント周囲組織の発赤・腫脹の有無を、視診にて確認する。インプラント周囲組織は、天然歯と組織構造が異なるため、顕著な発赤腫脹として確認しづらいこともある。そのため、他検査と合わせて判断することが重要となる。

2）インプラント周囲のプラーク・歯石の付着状況の確認
インプラント周囲のプラーク・歯石の付着状況の確認には、付着部位や前回来院時との付着部位の比較を行うことが重要である。
インプラント周囲は、天然歯と異なり、複雑な上部構造の形態をともなう場合が多いため、口腔衛生状態が不良になる傾向にある。ゆえに、口腔清掃指導を行うにあたっては、埋入されているインプラントの種類・システム、埋入位置などを把握することはもちろん、患者のブラッシングスキル、身体の状況、生活背景などに配慮することも必要不可欠である。

3）上部構造の状態確認（上部構造の破損・摩耗、ブラキシズム・悪習癖の確認） 過重負担は、オッセオインテグレーションを喪失する原因となりうる[5)]ため、上部構造の破損・摩耗などを確認する。また、ブラキシズム・悪習癖も、オッセオインテグレーションを喪失するリスクファクターとなる可能性が大きい。そのため、スプリントの状態、生活背景の変化など、力学的に問題が生じるような変化についても確認しておくことが望まれる。

3. 触診による検査

1）痛みや違和感などの確認 インプラント周囲粘膜に軽く触れ、痛みや違和感がないかを確認する。触診時に痛みを訴えた場合は、前回来院時との比較を行う。

2）歯肉溝滲出液の状態（量・色・性状）の確認 ストッパーなどでインプラント周囲粘膜に触れ、軽圧でたぐり寄せるように移動させ、歯肉溝滲出液の量や色を確認する。歯肉溝滲出液は、炎症反応が起こると色（白色・黄色）、量（増加）、性状（粘稠度）が変化する。なお、健康な歯周組織においては、透明でさらさらしている。

3）動揺度の確認 上部構造に、2本の器具を用いる、あるいは指で軽く把持して頬舌的・垂直的力を加えることで、動揺の有無を確認する。上部構造に動揺が生じた場合は、スクリューの緩み・破折、アバットメントの緩み・破折、インプラント体の破折、オッセオインテグレーションの喪失を疑う。

4）プロービング インプラント周囲のプロービングデプスは、埋入されているインプラントの種類・埋入位置・歯肉の厚みなどによって左右される。そのため、プロービングを行う際には、深さを測定するためではなく、病

プローブの挿入が困難、不可能な場合（図1）

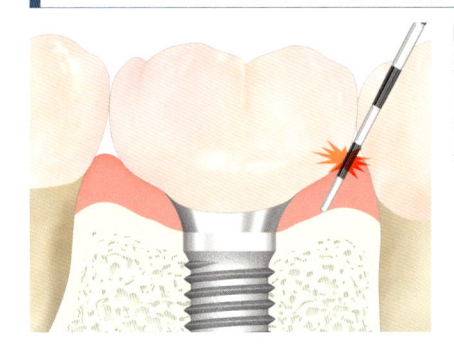

図1　上部構造の豊隆が強く、プローブの挿入自体が困難な場合もある。

上部構造の動揺（図2）

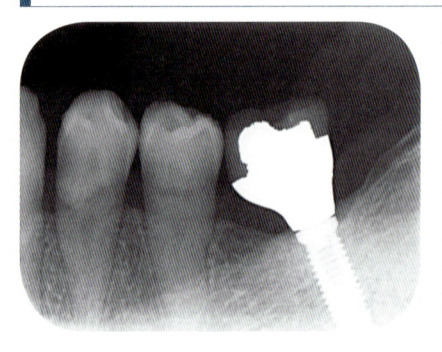

図2　過重負担によって、アバットメントスクリューが緩み、上部構造が動揺していると思われる。オッセオインテグレーションは維持されているため、鑑別診断が必要である。

表1　インプラント周囲粘膜の抵抗性・オッセオインテグレーションの喪失の有無を確認するためのプロービングのタイミング

- メインテナンス時の医療面接において、痛みや違和感を訴えた場合
- 歯肉溝滲出液の量が多く、粘稠性が強い場合
- 歯肉溝の滲出液量を測定する際、違和感や痛みを訴えた場合
- インプラント周囲粘膜に触れると容易にプローブが入る場合
- クリーニング時（歯肉縁上プラーク除去時など）に出血がある場合
- 前回のメインテナンス時と比較し、発赤・腫脹・歯肉退縮などに変化がある場合

※プロービングは、いずれも軽圧（20g以下）で行うことが望ましい。

態把握のために行うものであるという認識で行う必要がある。また、上部構造の形態によってはプローブの挿入自体が困難、不可能な場合があることにも注意する（**図1**）。

インプラント周囲粘膜の抵抗性・オッセオインテグレーションの喪失の有無を確認するためのプロービングのタイミングについては、**表1**に示す。

4．エックス線写真検査

インプラント埋入部に異変が生じた場合、その異変がインプラント周囲粘膜炎であるかインプラント周囲炎であるかについての診断は、エックス線写真上でなければ不可能である。より早期に、より確実に病変を確認するためには、他の検査に加え、経時的なエックス線写真検査が必要である。

5．咬合検査

1）メインテナンス時の咬合検査　インプラント体が動揺している場合は、保存不可能である。そのため、メインテナンス時の咬合検査において、インプラント体の動揺が疑われる場合は、

（1）インプラント体が動揺しているのか
（2）アバットメントスクリューの緩みによって、上部構造が動揺しているのか
（3）クラウンのセメント流出によって、上部構造が動揺しているのか

を見極める必要がある（**図2**）。アバットメントスクリューの緩みによる動揺の場合は、アバットメントとインプラント体との間に歯肉などの軟組織が入り込んでいることが多いため、インプラント体や歯槽骨に傷や熱障害を起こさない方法でそれらを除去することが望ましい。

2）メインテナンス時における過重負担の診断　メインテナンス時に、過重負担を定量的に診断することは困難である。しかし、セメント固定式の場合は、仮着期間中のセメント流出の度合いなどから、スクリュー固定式の場合は、スクリューの緩みなどから診断することが可能である。また、スプリントを装着している場合、スプリントの咬耗から診断することも可能である[6]。

パラファンクションを有する患者の場合は、天然歯と同様、咬合面の摩耗や咬耗から診断する。

3 歯科衛生士によるメインテナンスの実際

> **SUMMARY**
> ① 安全・簡単で、効率のよい口腔清掃法を提示する。
> ② プロフェッショナルケアにおいては、インプラントと歯周組織にダメージを与えないデリケートな施術を行う。

1. 口腔清掃法の提示

患者自身による口腔清掃（セルフケア）は、生涯にわたり毎日続けることが大切である。安全・簡単で、効率のよい口腔清掃法を提示することが望ましい（図1～4）。

口腔清掃指導のポイント（図1～4）

図1 ブラッシングは、小刻みなストロークで、過度な圧力をかけずに行うよう指導する。また、インプラント周囲全周に、ブラシの毛先を入れることができるよう「毛先の方向」を説明するとよい。うまく毛先が入らない部位は、タフトブラシの使用を薦める。

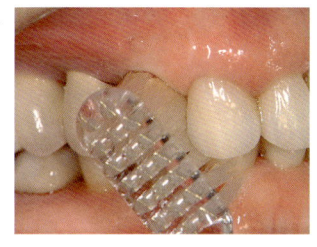

図2 スーパーフロスは、歯肉縁下の痛みが生じないところまで挿入するように指導する。摩擦を避けるためには、薬液か水を含ませて挿入するとよい。患者自身で行うことが難しい場合は、プロフェッショナルケアで行う。

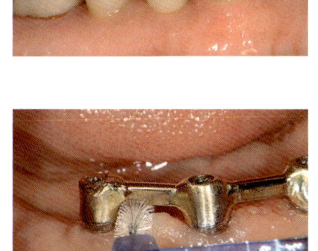

図3 歯間ブラシは、インプラントの生え際にしっかり沿わせて使用するように説明する。歯間ブラシは毛が消耗すると、中心のワイヤーでインプラントを傷つけてしまう可能性があるので、早めの交換が必要であることを伝える。

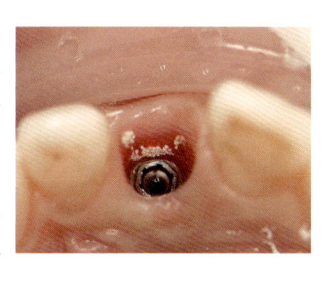

図4 メインテナンス時、歯磨剤の顆粒（ゼオライト）が歯肉溝から出てくることがある。顆粒は、インプラント周囲溝の深くまで入り込むとアバットメントを外して除去する必要があるため、顆粒入り歯磨剤の使用は避けてもらう。（写真は植田晋矢先生より提供）

2. プロフェッショナルケア

セルフケアでの不足部分を補う。インプラント体、インプラント上部構造、歯周組織にダメージを与えないようにデリケートな施術をすることが望ましい（図5～8）。

プロフェッショナルケアのポイント（図5～8）

図5 上部構造に沈着した歯石除去には、超音波スケーラーのプラスチック製チップを使用するとよい。

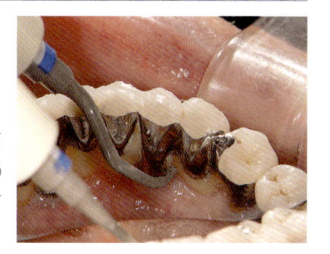

図6 上部構造に沈着したステインは、歯面研磨器でグリシンパウダー（粒径150μm）を吹きつけて除去するとよい。軟組織に炎症がある場合は出血するため、吹きつける方向に配慮する必要がある（ハイブリッドクラウンには禁忌）。

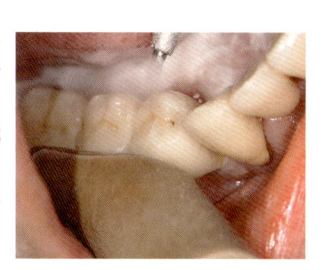

図7 インプラント周囲のバイオフィルムの除去にはソニックブラシが適している。ただし、ソニックブラシは毛先がやや硬いため、角化歯肉がない、または少ない部位においては、粘膜を傷つけないように注意する必要がある。

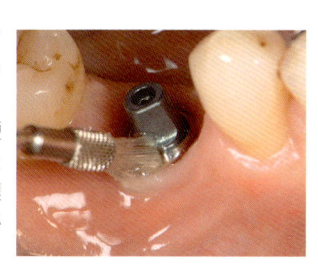

図8 インプラント周囲炎の場合、インプラント周囲のバイオフィルムの除去には、純チタン製、またはチタン合金の超音波スケーラーのチップを使用することが推奨される（各メーカーに基準あり。プラスチック製チップも可）。

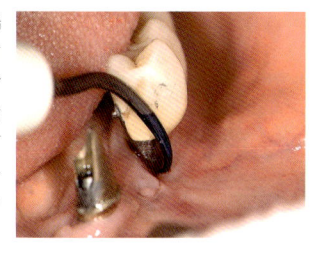

CHAPTER 9
インプラントのメインテナンス時におけるトラブルへの対応・対策

I インプラント周囲炎への対応

> **SUMMARY**
> ① インプラント周囲炎は進行すると難治性であるため、早期発見が重要である。
> ② インプラント周囲炎の治療には、インプラント汚染部の除染が重要である。
> ③ 予防のために、メインテナンス時の検査と指導を徹底して行う。

1. インプラント周囲粘膜炎とインプラント周囲炎の分類

　インプラント周囲組織に発生する炎症性疾患には、大別して、インプラント周囲粘膜炎とインプラント周囲炎が存在する。近年の報告によると、インプラント周囲粘膜炎の発症率はインプラント治療を行った患者全体の80%、インプラント総本数の50%とされている。また、インプラント周囲炎の発症率は患者全体の28〜56%、インプラント総本数の12〜40%とされ、双方ともかなりの高頻度で発症していることが示されている[1]。これらの問題解決は、今後のインプラント治療において、大きな課題になると思われる。

1）インプラント周囲粘膜炎　インプラント周囲粘膜炎は、天然歯における歯肉炎に相当する。インプラント周囲の軟組織に限局された炎症であり、インプラント周囲支持骨には影響を与えていない状態である[1]（表1）。

2）インプラント周囲炎　インプラント周囲炎はインプラント周囲粘膜炎が進行し、インプラント周囲支持骨の吸収を示すようになった状態[1]で、天然歯における歯周炎に相当する。また、インプラント周囲粘膜炎のすべてがインプラント周囲炎に進行していくわけではなく、適切な処置を施せば、その炎症は可逆的であるといわれている（表2）。

表1　インプラント周囲粘膜炎の臨床所見

- インプラント周囲粘膜の発赤が認められる。
- インプラント周囲のプロービングデプスの顕著な深化は認められない。
- プロービング時の出血は認められるが、エックス線写真において骨吸収は認められない。

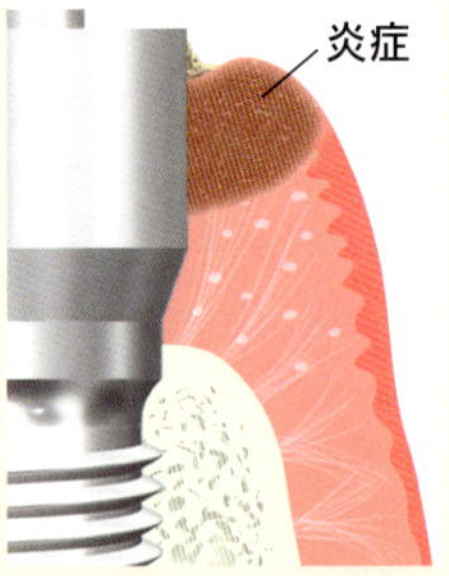

インプラント周囲粘膜炎は、軟組織に限局した炎症である。

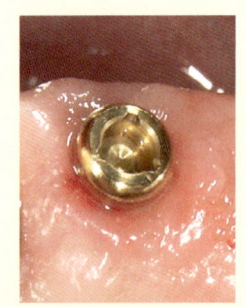

骨吸収をともなわないインプラント周囲の発赤。

表2　インプラント周囲炎の臨床所見

- 炎症の過程や強さによって差はあるものの、インプラント周囲粘膜の発赤、腫脹、排膿、プロービングデプスの深化、プロービング時の出血などが認められる。
- エックス線写真において、明らかなインプラント周囲支持骨の吸収が認められる。
- インプラント体が動揺を示すことはほとんどないが、骨吸収が高度に進行した場合は、インプラント体の動揺が認められる。

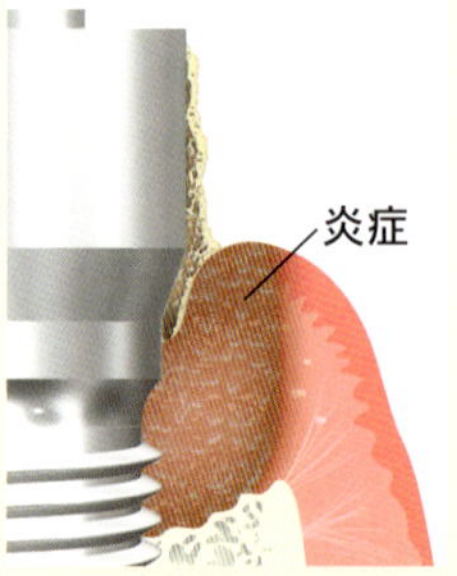

エックス線写真における、インプラント周囲支持骨の吸収が鑑別診断の決め手となる。

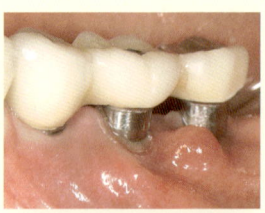

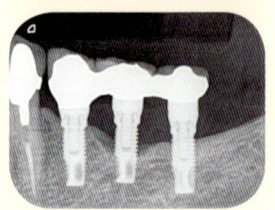

2. CISTに基づいたインプラント周囲炎への対応

インプラント周囲炎の治療を行う場合には、まずインプラント周囲組織の状態や、インプラント周囲炎に至った経緯などを正確に把握し、病態を評価する必要がある。病態の評価をする際には、一般的な歯周病学的指標（プラークの付着、プロービングポケットデプス、プロービング時の出血の有無、排膿の有無、エックス線写真上の骨吸収量などの確認）に従い、炎症が生じているインプラント周囲組織の検査と診断を行って、治療方針を決定する[2]。

現在、インプラント周囲組織の炎症性疾患に対する治療指針として、累積的防御療法（Cumulative Interceptive Supportive Therapy、CIST[3]）が広く推奨されている（**表3**）。累積的防御療法（CIST）の治療は、A：機械的清掃＋研磨、B：殺菌洗浄、C：全身的・局所的抗菌薬療法、D：切除・再生治療の4つの柱から成り立ち、組織反応に応じて、A～Dの治療を累積的に組み合わせて対応する。**表4**には、累積的防御療法（CIST）に基づいたインプラント周囲炎への具体的な対応の一例を示す。

表3　累積的防御療法（Cumulative Interceptive Supportive Therapy、CIST）

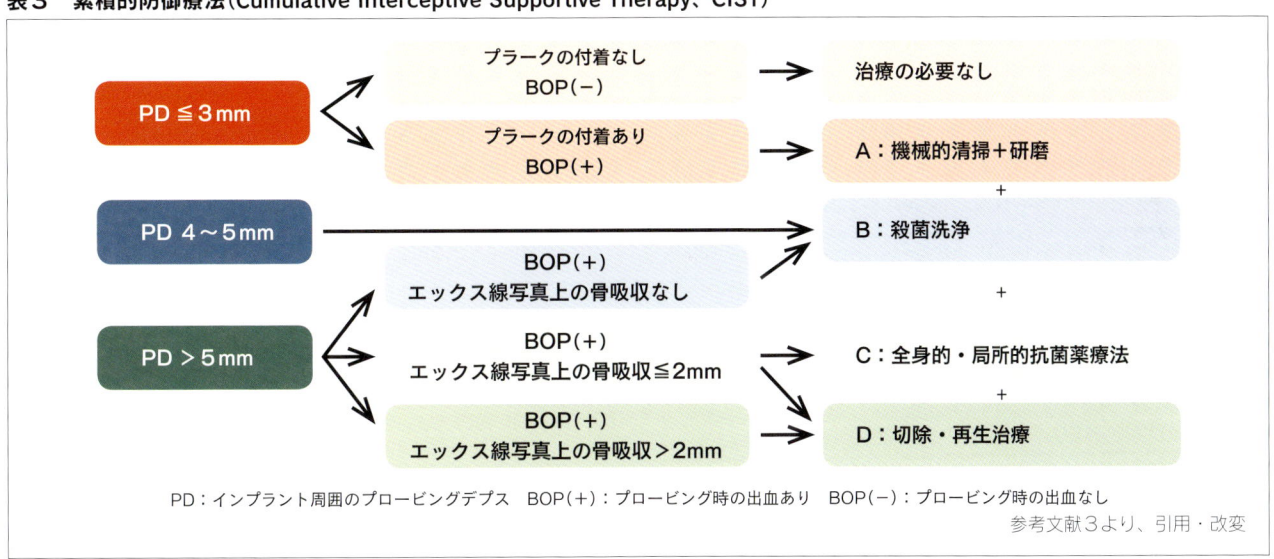

PD	所見	治療
PD ≦ 3 mm	プラークの付着なし BOP（−）	治療の必要なし
PD ≦ 3 mm	プラークの付着あり BOP（＋）	A：機械的清掃＋研磨
PD 4～5 mm		A：機械的清掃＋研磨 ＋ B：殺菌洗浄
PD ＞ 5 mm	BOP（＋） エックス線写真上の骨吸収なし	A：機械的清掃＋研磨 ＋ B：殺菌洗浄
PD ＞ 5 mm	BOP（＋） エックス線写真上の骨吸収 ≦ 2 mm	C：全身的・局所的抗菌薬療法 ＋ D：切除・再生治療
PD ＞ 5 mm	BOP（＋） エックス線写真上の骨吸収 ＞ 2 mm	D：切除・再生治療

PD：インプラント周囲のプロービングデプス　BOP（＋）：プロービング時の出血あり　BOP（−）：プロービング時の出血なし

参考文献3より、引用・改変

表4　累積的防御療法（CIST）に基づいたインプラント周囲炎への具体的な対応の一例

A：機械的清掃＋研磨	・プラスチック・グラファイトスケーラー、サブソニックブラシなどを用いて、インプラント表面のプラーク、石灰化物、汚染物質などの起炎物質を取り除き、ラバーポイントなどで研磨を行う。
B：殺菌洗浄	・塩化ベンゼトニウム液などを用いてインプラント周囲ポケット内の洗浄を行う。
C：全身的・局所的抗菌薬療法	【全身的投与】 ・全身的な抗菌薬の投与には、合成ペニシリン系、テトラサイクリン系、ニューキノロン系、マクロライド系などを使用することが望ましい。 【局所的投与】 ・局所的な抗菌薬の投与は、インプラント周囲ポケットに対して行う。塩酸ミノサイクリンペースト（ペリオクリン®、ペリオフィール®）などを使用することが望ましい。
D：切除・再生治療	【外科的治療】 ・粗造面に及ぶ汚染に注意し、純チタン製のキュレットなどを用いて、インプラント周囲の肉芽掻爬やインプラント表面の除染を行うことが推奨される。 【再生治療】 ・必要に応じて骨造成などの再生治療を行う。 【インプラント体の撤去】 ・①インプラント周囲の骨縁下ポケットが深く、除染が不可能である場合、②インプラント支持骨が広範囲に破壊され、機能的に十分でない場合、③外科的治療を行っても改善傾向が認められない場合などはインプラント体の撤去を検討する。

2 インプラント周囲粘膜の退縮と増殖への対策

> **SUMMARY**
> ① インプラント周囲粘膜の退縮を起こさないためにも、術前からの予防的対策が必要である。
> ② オーバーデンチャーはとくにインプラント周囲粘膜の増殖をきたしやすいため、メインテナンスの徹底が必要である。

1. さまざまな問題につながる退縮と増殖

メインテナンス時に生じるインプラント周囲軟組織の問題には、インプラント周囲粘膜の退縮と増殖の問題が挙げられる。これらは術後、プラークコントロール上の問題やインプラント周囲炎など感染の問題を引き起こしやすく、審美的な問題も生じるため、対策が必要である。

2. 退縮への対策

1）術前に唇・頬側に骨吸収が生じている場合　抜歯の際、すでに歯槽骨が大きく吸収をきたしている場合や、欠損期間が長期に及んでいる場合などは、唇・頬側の骨吸収が高度に進行していることが多い。また、インプラント周囲組織は、天然歯におけるMaynardの分類としてType4に挙げられる「骨も歯肉も薄い場合は歯肉退縮をきたしやすい[4]」という現象が、天然歯に比べて顕著に現れる傾向にある。すなわち、術前に唇・頬側の骨吸収が生じている場合は、術後の周囲粘膜退縮のリスクを抱えている状態にあるといえる。したがって、術前には埋入部位の骨量を把握し、骨量が少ない場合は、骨移植術やGBR法などを適用し、唇・頬側の骨量を確保することが望まれる。

2）唇・頬側の周囲粘膜の厚みが元々薄い場合　唇・頬側の周囲粘膜の厚みがもともと薄い場合も、周囲粘膜が退縮する原因になりうる。そのため、術前には結合組織移植術などで、周囲粘膜の厚みを確保しておくことが望ましい。インプラント周囲粘膜の厚みに関しては、遊離粘膜の高さとの比率で、天然歯以上の厚みを確保しなければ、安定したインプラント周囲粘膜は得られないと報告されている[5]。

3）インプラントを埋入する位置が唇・頬側にずれている場合　インプラント埋入位置が唇・頬側にずれてしまうと、経時的に唇・頬側の骨吸収をきたし、周囲粘膜の退縮が生じることが多い。そのため、埋入位置には細心の注意をはらうことが望まれる。

3. 増殖への対策

インプラント周囲粘膜の増殖は、インプラントオーバーデンチャーにおいて発生する頻度が高い[6]。とくに、(1)バーアタッチメントのアバットメント周囲、バーの下部、(2)ボールアタッチメントの周囲において、粘膜は増殖をきたしやすい。

1）バーアタッチメントのアバットメント周囲、バーの下部　構造上、バーアタッチメントのバー、アバットメント間、バーの下部はプラークが残留しやすい傾向にある。その結果、プラークコントロールが不十分になり、慢性的な炎症が生じ、周囲粘膜の増殖をきたすと考えられる。

2）ボールアタッチメントの周囲　ボールアタッチメントの周囲粘膜では、インプラントオーバーデンチャー内部のアタッチメントスペースが十分に取れていない場合や、アバットメントの適切な高さが確保できず、低くなってしまった場合などに増殖が起こりやすい。

3）増殖への対策　インプラント周囲粘膜の増殖によってプラークコントロールが困難になると、インプラント周囲炎に罹患しやすくなるため、定期的なメインテナンスを行い、増殖に対応することが望まれる。また、インプラントオーバーデンチャーの「インプラントをすべて被覆する」という「閉鎖環境」が、増殖を誘発するとも考えられるため、定期的なメインテナンスが必要である。

3 上部構造のトラブル

SUMMARY
① 上部構造のトラブルは、「機械的合併症」と「技術的合併症」に分類できる。
② トラブルの原因としては、過剰な咬合力・不良な補綴計画などが挙げられる。
③ 代表的なトラブルの種類・発生頻度・対応を把握しておく。
④ トラブルの予防には、ナイトガードの装着が推奨される。

1. 上部構造のトラブルの原因

上部構造のトラブルは、インプラントパーツのトラブルである「機械的合併症」と、補綴物のそれである「技術的合併症」に分類できる。

どちらもトラブルの原因は、過剰な咬合力と不良な補綴計画にあると思われる。とくにカンチレバーを付与した上部構造である場合や、ブラキシズムのある患者へインプラントを適用する際は、起こりうるトラブルと対応を把握しておく必要がある。

2. 上部構造の代表的なトラブル・発生頻度・対応

上部構造の代表的なトラブルとしては、
(1) アバットメントスクリューの緩み
(2) アバットメントスクリューの破折
(3) 上部構造の脱離
(4) セラミックのチッピング
(5) フレームワークの破折
などが挙げられる。

上部構造の代表的なトラブル・発生頻度[7),8)]・対応の一例を**表1**に示す。なお、すべての「機械的合併症」、「技術的合併症」への予防としては、ナイトガードの装着が推奨される。

表1　上部構造の代表的なトラブル・発生頻度・対応の一例

上部構造の代表的なトラブル	発生頻度（5年経過時）	対応の一例
アバットメントスクリューの緩み	シングルクラウン：8.8% ブリッジ：5.3%	・上部構造が動揺している場合は、エックス線写真にて、骨吸収の有無を確認する。
アバットメントスクリューの破折	シングルクラウン：0.4% ブリッジ：1.3%	・エックス線写真上で、骨吸収が確認された場合は、上部構造、および破折したアバットメントスクリューの撤去を行う。
上部構造の脱離	シングルクラウン：4.1% ブリッジ：4.7%	・上部構造とインプラント体の適合確認と、咬合検査を行う。 ・脱離の原因がクリアランスの不足による場合は、対合関係の修復、あるいは上部構造の再製を行う。
セラミックのチッピング	シングルクラウン：3.5% ブリッジ：7.8%	・チッピング部位が修復可能かどうか判断する。 ・咬合検査を行い、必要があれば上部構造を再製する。
フレームワークの破折	シングルクラウン：1.3% ブリッジ：0.5%	・上部構造のデザインの再考が必要である。

4 インプラント体の破折

> **SUMMARY**
> ① インプラント体の破折は、力学的な問題によって起こる頻度が高い。
> ② 臨床的には、インプラント周囲炎により、極端に CI レシオが悪くなった場合などに多く認められる。
> ③ 破折への対応は、インプラント体の撤去を行うことが一般的である。
> ④ インプラント体の撤去が困難である際には、感染を認めない場合、撤去を行わないこともある。

1．インプラント体の破折の原因

インプラント体の破折は、力学的な問題によって起こる頻度が高い。すなわち、過剰な咬合力がかかる場合や、径の小さいインプラント体を用いた場合に起こることが多い。また、臨床的には、インプラント周囲炎により骨吸収が生じ、極端に CI レシオが悪くなった場合に多く認められる。

インプラント体の破折の発生頻度は、5年経過時のシングルクラウンで 0.18％、ブリッジで0.5％[7,8]、5〜10年経過時のカンチレバーブリッジで0.7％[9]と報告されている。

2．インプラント体の破折への対応

インプラント体の破折への対応は、インプラント体の撤去を行うことが一般的である。破折部位により対応は異なるが、インプラント体内部のアバットメントスクリューホールが健常であれば、撤去用ドリルなどを用いて撤去することが可能である（**図1a、b、図2a、b**）。しかしアバットメントスクリューホールより下方で破折している場合は、残存したインプラント体と骨はオッセオインテグレーションを維持しているため、撤去は容易ではない。この場合は、フラップを形成し、インプラント周囲の頬側骨を除去して、インプラント体の撤去を行う（**図3a、b**）。インプラント体の撤去が困難である際には、感染を認めない場合、撤去を行わないこともある。

インプラント体の破折への対応（図1a、b〜図3a、b）

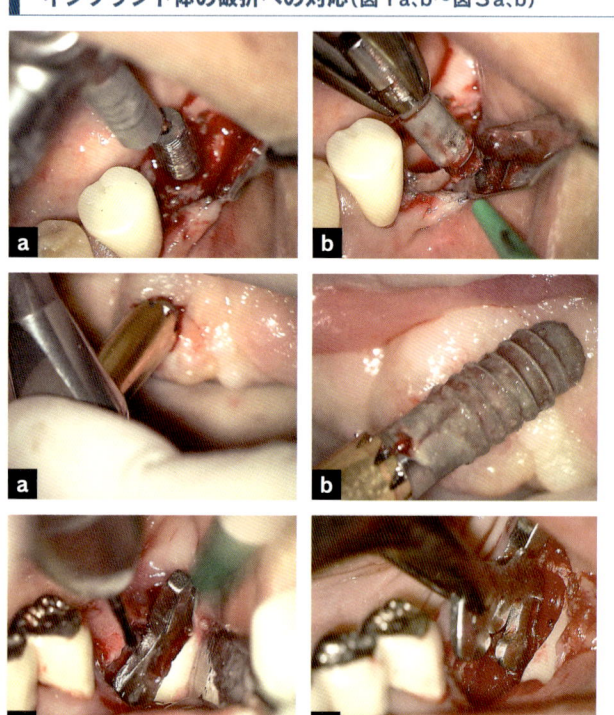

図1a、b インプラント体内部のアバットメントスクリューホールが健常である場合、メーカーより提供される撤去用ドリルを用いることで対応が可能である。

図2a、b 同様に、インプラント体内部のアバットメントスクリューホールが健常であれば、特殊なインプラントリムーバーの使用により対応することも可能である。

図3a、b ブレードタイプのインプラント体や、アバットメントスクリューホールより下方で破折したインプラント体は、フラップを形成し、頬側骨を除去することで撤去が可能である。

5 オッセオインテグレーションの破壊

> **SUMMARY**
> ① オッセオインテグレーションの破壊（ディスインテグレーション）は、力学的に問題がある場合に生じることが多い。
> ② ディスインテグレーションを避けるためには、インプラント埋入時に力学的な問題が生じる可能性を考慮する。
> ③ インプラント周囲炎との鑑別診断が必要である。
> ④ ディスインテグレーションへの対応は、インプラント体の撤去が一般的である。

1. ディスインテグレーションとは

オッセオインテグレーションの破壊は、通常、「ディスインテグレーション」といわれ、力学的に問題のある場合に生じる。そのため、インプラント埋入時に力学的な問題が生じる可能性がある場合には、径の大きいインプラント体や、長いインプラント体を選択することが推奨される。

ディスインテグレーションの実際の報告例は稀であり、インプラント周囲炎と混同されることがあるため、鑑別診断が必要である（**図1a、b**）。

ディスインテグレーションの特徴としては、
（1）炎症をともなうことが少ない
（2）インプラントが動揺することが多いため、患者から違和感を訴えられることがある
（3）インプラント周囲組織を検査すると、プロービング時の出血がなく、プロービングデプスも浅い場合が多い
（4）エックス線写真上では、カップ状の骨吸収を認めることはできないが、インプラント体の全周に沿って、わずかではあるものの、一層のエックス線透過像を認める
ことなどが挙げられる。

2. ディスインテグレーションへの対応

ディスインテグレーションへの対応は、インプラント体の撤去が一般的である。通常、動揺をともない、反時計周りの方向にインプラント体を回転させることで容易に撤去できることが多い。撤去後はインプラント体と骨面との界面に軟組織が一層存在するため、除去が必要である。

エックス線写真上での、ディスインテグレーションとインプラント周囲炎の相違点（図1a、b）

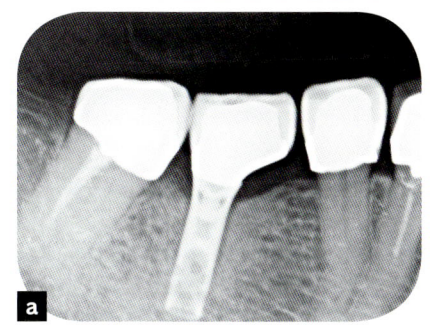

図1a ディスインテグレーションが生じているデンタルエックス線写真。インプラント体の全周に沿って薄い骨吸収像が認められる。臨床において遭遇する頻度はかなり低いと思われるが、通常のインプラント周囲炎のカップ状の骨吸収像とは明らかに異なる。

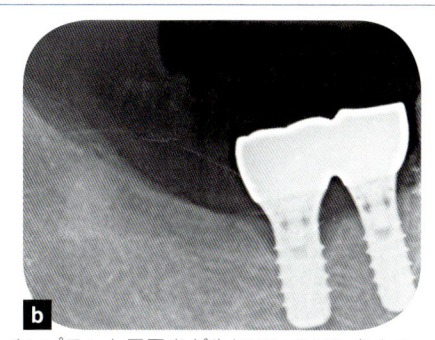

図1b インプラント周囲炎が生じているデンタルエックス線写真。インプラント周囲炎に典型的なカップ状の骨吸収像が認められる。

Reference

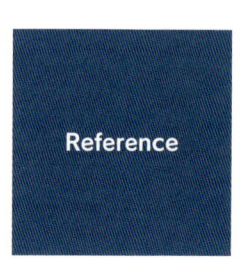

● CHAPTER 1

1. Furst MM, Salvi GE, Lang NP, Persson GR. Bacterial colonization immediately after installation on oral titanium implants. Clin Oral Implants Res 2007 ; 18(4) : 501 - 508.

2. Karoussis IK, Kotsovilis S, Fourmousis I. A comprehensive and critical review of dental implant prognosis in periodontally compromised partially edentulous patients. Clin Oral Implants Res 2007 ; 18(6) : 669 - 679.

3. Hancock EB, Wirthlin MR. The location of the periodontal probe tip in health and disease. J Periodontol 1981 ; 52(3) : 124 - 129.

4. Demmer RT, Papapanou PN, Jacobs DR Jr, Desvarieux M. Bleeding on probing differentially relates to bacterial profiles: the Oral Infections and Vascular Disease Epidemiology Study. J Clin Periodontol 2008 ; 35(6) : 479 - 486.

5. Gartrell JR, Mathews DP. Gingival recession. The condition, process, and treatment. Dent Clin North 1976 ; 20(1) : 199 - 213.

6. Stetler KJ, Bissada NF. Significance of the width of keratinized gingiva on the periodontal status of teeth with submarginal restorations. J Periodontol 1987 ; 58(10) : 696 - 700.

7. Muhlemann HR. Tooth mobility: a review of clinical aspects and research findings. J Periodontol 1967 ; 38(Suppl 6) : 686 - 713.

8. Breault LG, Fowler EB, Moore EA, Murray DJ. The free gingival graft combined with the frenectomy: a clinical review. Gen Dent 1999 ; 47(5) : 514 - 518.

9. Olsson M, Lindhe. Periodontal characteristics in individuals with varying form of the upper central incisors. J Clin Periodontol 1991 ; 18(1) : 78 - 82.

10. Kalkwarf KL, Kaldahl WB, Patil KD. Evaluation of furcation region response to periodontal therapy. J Periodontol 1988 ; 59(12) : 794 - 804.

11. Cochran DL. Inflammation and bone loss in periodontal disease. J Periodontol 2008 ; 79(Suppl 8) : 1569 - 1576.

12. Okeson JP, Dickson JL, Kemper JT. The influence of assisted mandibular movement on the incidence of nonworking tooth contact. J Prosthet Dent 1982 ; 48(2) : 174 - 177.

13. Williamson EH, Lundquist DO. Anterior guidance: its effect on electromyographic activity of the temporal and masseter muscles. J Prosthet Dent 1983 ; 49(6) : 816 - 823.

14. Minagi S, Watanabe H, Sato T, Tsuru H. Relationship between balancing-side occlusal contact patterns and temporomandibular joint sounds in humans: proposition of the concept of balancing-side protection. J Craniomandib Disord 1990 ; 4(4) : 251 - 256.

15. 井上吉信, 小出馨(編). チェアサイドで行う顎機能検査のための基本機能解剖. 東京 : 医歯薬出版, 2004.

16. Okeson JP(著), 矢谷博文, 和嶋浩一(監訳). Okeson TMD 原著第5版. 東京 : 医歯薬出版, 2006.

17. Hellman M. Variation in Occlusion. Dental Cosmos 1921 ; 63(6) : 608 - 619.

18. 日本補綴歯科学会. 咬合異常の診療ガイドライン. 補綴誌 2002 ; 46(4) : 585 - 593.

19. 石原弘文. 咬合接触部位が歯の変位様相に及ぼす影響. 口病誌 2000 ; 67(3) : 310 - 321.

20. 平松伸一, 渡辺誠, 許亀人, 稲井哲司, 佐藤 郁夫, 佐々木 啓一, 鹿沼晶夫. 顎関節症の発症に関与する咬合因子に関する臨床的研究. 補綴誌 1998 ; 42(4) : 686 - 696.

21. 糖尿病診断基準に関する調査検討委員会. 糖尿病の分類と診断基準に関する委員会報告(国際標準化対応版). 糖尿病 2012 ; 55 (7) : 485-504.

22. 日本歯科医学会(監修). 糖尿病患者に対する歯周治療ガイドライン. 東京 : 日本歯周病学会, 2009.

23. Stephen T, Dieter W(著), 勝山英明, 船越栄次, 塩田真(監訳). Quintessence DENTAL Implantology 別冊. 第4回 ITI コンセンサス会議議事録 世界初のデジタルインプラントデンティストリー文献考察. 東京 : クインテッセンス出版, 2010.

24. Oates TW, Huynh-Ba G. デンタルインプラントの生存率に及ぼす糖尿病の影響. Forum Implantologicum 2012 ; 8(2) : 78 - 87.

25. 日本高血圧学会高血圧治療ガイドライン作成委員会. 高血圧治療ガイドライン2009. 東京 : ライフサイエンス出版, 2009.

26. 日本腎臓学会(編著). エビデンスに基づくCKD診療ガイドライン 2009. 東京 : 東京医学社, 2009.

27. 日本肝臓学会(編). 慢性肝炎診療のためのガイドライン 平成19年度. 東京 : 日本肝臓学会, 2007.

28. 骨粗鬆症の予防と治療ガイドライン作成委員会. 骨粗鬆症の予防と治療ガイドライン2011年版. 東京 : ライフサイエンス出版, 2011.

29. 門間和夫ほか. 成人先天性心疾患診療ガイドライン. Japanese circulation journal 2000 ; 64(4) : 1167-1204.

30. 山口和将, 古谷良輔. 感染性心内膜炎の予防と治療に関するガイドライン(JCS 2003). 救急医学 2008 ; 32(10) : 1316 - 1322.

31. 井上昌幸(監修), 中山秀夫, 松村光明(編集). GPのための金属アレルギー臨床. 東京 : デンタルダイヤモンド社, 2003.

32. 特定非営利活動法人日本歯周病学会(編). 歯周病患者におけるインプラント治療の指針. 東京 : 医歯薬出版, 2008.

33. Frank Renouard, Bo Rangert. Risk Factors in Implant Dentistry Simplified Clinical Analysis for Predictable Treatment, Second Edition. Quintessence, 2008.

● CHAPTER 2

1. Heijdenrijk K, Raghoebar GM, Meijer HJ, Stegenga B, van der Reijden WA. Feasibility and influence of the microgap of two implants placed in a non-submerged procedure : a five-year follow-up clinical trial. J Periodontol 2006 ; 77(6) : 1051 - 1060.

2. Schropp L, Wenzel A, Kostopoulos L, Karring T. Bone healing and soft tissue contour changes following single-tooth extraction: a clinical and radiographic 12-month prospective study. Int J Periodontics Restorative Dent 2003 ; 23 : 313 - 323.

3. Lam RV. Contour changes of the alveolar processes following extractions. J Prosthet Dent 1960 ; 10 : 25 - 32.

4. Frank Schwarz, Narja Sahm, Jurgen Becker. Impact of the outcome of guided bone regeneration in dehiscence-type defects on the long-term stability of peri-implant health: clinical observations at 4 years. Clin Oral Implants Res 2012 ; 23(2) : 191 - 196.

5. Guo S, Dipietro LA. Factors Affecting Wound Healing. J Dent Res 2010 ; 89(3) : 219 - 229.

6. Spray JR, Black CG, Morris HF, Ochi S. The influence of bone thickness on facial marginal bone response: stage 1 placement through stage 2 uncovering. Ann Periodontol 2000 ; 5(1) : 119 - 128.

7. Greenstein G, Greenstein B, Cavallaro J, Elian N, Tarnow D. Flap advancement: practical techniques to attain tension-free primary closure. J Periodontol 2009 ; 80(1) : 4 - 15.

8. Chiapasco M, Zaniboni M. Clinical outcomes of GBR procedures to correct peri-implant dehiscences and fenestrations: a systematic review. Clin Oral Implants Res 2009 ; 20(Suppl 4) : 113 - 123.

9. Chaushu G, Mardinger O, Peleg M, Ghelfan O, Nissan J. Analysis of complications following augmentation with cancellous block allografts. J Periodontol 2010 ; 81(12) : 1759 - 1764.

10. Hammerle CH, Jung RE, Feloutzis A. A systematic review of the survival of implants in bone sites augmented with barrier membranes (guided bone regeneration) in partially edentulous patients. J Clin Periodontol 2002 ; 29(Suppl 3) : 226 - 231; discussion 232 - 233.

11. De Boever AL, Quirynen M, Coucke W, Theuniers G, De Boever JA. Clinical and radiographic study of implant treatment outcome in periodontally susceptible and non-susceptible patients: a prospective long-term study. Clin Oral Implants Res 2009 ; 20(12) : 1341 - 1350.

● **CHAPTER 3**

1. 前田正一（編）．インフォームド・コンセント その理論と書式実例．東京：医学書院, 2005.

2. 甲斐克則（編）．インフォームド・コンセントと医事法．東京：信山社, 2010.

● **CHAPTER 4**

1. Karoussis IK, Salvi GE, Heitz-Mayfield LJ, Bragger U, Hammerle CH, Lang NP. Long-term implant prognosis in patients with and without a history of chronic periodontitis : a 10-year prospective cohort study of the ITI Dental Implant System. Clin Oral implant Res 2003 ; 14(3) : 329 - 339.

2. Mombelli A, Marxer M, Gaberthuel T, Grunder U, Lang NP. The microbiota of osseointegrated implants in patients with a history of periodontal disease. J, Clin Periodontol 1995 ; 22(2) : 124 - 130.

3. Trejo PM, Bonaventura G, Weng D, Caffesse RG, Bragger U, Lang NP. Effect of mechanical and antiseptic therapy on peri-implant mucositis; an experimental study in monkeys. Clin Oral Implants Res 2006 ; 17(3) : 294 - 304.

4. Blanes RJ. To what extent does the crown-implant ratio affect the survival and complications of implant-supported reconstructions? A systematic review. Clin Oral Implants Res 2009 ; 20(Suppl 4) : 67 - 72.

5. Schrott AR, Jimenez M, Hwang JW, Fiorellini J, Weber HP. Five-year evaluation of the influence of keratinized mucosa on peri-implant soft-tissue health and stability around implants supporting full-arch mandibular fixed prostheses. Clin Oral Implants Res 2009 ; 20(10) : 1170 - 1177.

6. Kehl M, Swierkot K, Mengel R. Three-dimensional measurement of bone loss at implants in patients with periodontal disease. J Periodontol 2011 ; 82(5) : 689 - 699.

7. Schwartz F, Becker J. Peri-implant Infection : Etiology, Diagnosis and Treatment. Quintessence, 2009.

8. Mombelli A,van Oosten MA, Schurch ELang NP. The microbiota associated with successful or failing osseointegrated titanium implants. Oral Microbiol Immunol 1987 ; 2(4) : 145 - 151.

9. Leonhardt A, Renvert S, Dahlen G. Microbial findings at failing implants. Clin Oral Implants Res 1999 ; 10(5) : 339 - 345.

10. Mombelli A, Decaillet F. The characteristic of biofilms in peri-implant disease. J Clin Periodontol 2011 ; 38 (suppl 11) : 203 - 213.

11. Koyanagi T, Sakamoto M, Takeuchi Y, Maruyama N, Ohkuma M, Izumi Y. Comprehensive microbiological findings in peri-implantitis and periodontitis. J Clin Periodontol 2013 ; 40(3) : 218 - 226.

12. Kornman KS, Crane A, Wang HY, di Giovine FS, Newman MG, Pirk FW, Wilson TG Jr, Higginbottom FL, Duff GW. The interleukin-1 genotype as a severity factor in adult periodontal disease. J Clin Periodontol 1997 ; 24(1) : 72 - 77.

13. Dereka X, Mardas N, Chin S, Petrie A, Donos N. A systematic review on the association between genetic predisposition and dental implant biological complications. Clin Oral Implants Res 2012 ; 23(7) : 775 - 788.

14. Heitz Mayfield LJ. Peri-implant diseases: diagnosis and risk indicators. J Clin Periodontol 2008 ; 35(8 Suppl) : 292 - 304.

15. Heitz-Mayfield LJA, Lang NP. Comparative biology of chronic and aggressive periodontitis vs. peri-implantitis. Periodontol 2000 2010 ; 53 : 167 -181.

16. Wilson TG Jr. The positive relationship between excess cement and peri-implant disease: a prospective clinical endoscopic study. J Periodontol 2009 ; 80(9) : 1388 -1392.

17. Froum SJ, Rosen PS. A proposed classification for peri-implantitis. Int J Periodontics Restorative Dent 2012 ; 32(5) : 533 - 540.

18. Mombelli A, Muller N, Cionca N. The epidemiology of peri-implantitis. Clin Oral Implants Res 2012 ; 23 (Suppl 6) : 67 - 76.

19. Karoussis IK, Kotsovilis S, Fourmousis I. A comprehensive and critical review of dental implant prognosis in periodontally compromised partially edentulous patients. Clin Oral Implants Res 2007 ; 18(6) : 669 - 679.

20. Heitz-Mayfield LJ, Huynh-Ba G. History of treated periodontitis and smoking as risks for implant therapy. Int J Oral Maxillofac Implants 2009 ; 24 Suppl : 39 - 68.

21. Brocard D, Barthet P, Baysse E, Duffort JF, Eller P, Justumus P, Marin P, Oscaby F, Simonet T, Benque E, Brunel G. A multicenter report on 1,022 consecutively placed ITI implants: a 7-year longitudinal study. Int J Oral Maxillofac Implants 2000 ; 15(5) : 691 - 700.

22. Hardt CR, Grondahl K, Lekholm U, Wennström JL. Outcome of implant therapy in relation to experienced loss of periodontal bone support: a retrospective 5- year study. Clin Oral Implants Res 2002 ; 13(5): 488 - 494.

23. Rosenberg ES, Cho SC, Elian N, Jalbout ZN, Froum S, Evian CI. A comparison of characteristics of implant failure and survival in periodontally compromised and periodontally healthy patients: a clinical report. Int J Oral Maxillofac Implants 2004 ; 19(6) : 873 - 879.

24. Evian CI, Emling R, Rosenberg ES, Waasdorp JA, Halpern W, Shah S, Garcia M. Retrospective analysis of implant survival and the influence of periodontal disease and immediate placement on long-term results. Int J Oral Maxillofac Implants 2004 ; 19(3) : 393 - 398.

25. Roccuzzo M, Bonino F, Aglietta M, Dalmasso P. Ten-year results of a three arms prospective cohort study on implants in periodontally compromised patients. Part 2: clinical results. Clin Oral Implants Res 2012 ; 23(4) : 389 - 395.

26. Mengel R, Behle M, Flores-de-Jacoby L. Osseointegrated implants in subjects treated for generalized aggressive periodontitis: 10-year results of a prospective, long-term cohort study. J Periodontol 2007 ; 78(12) : 2229 - 2237.

27. Swierkot K, Lottholz P, Flores-de-Jacoby L, Mengel R. Mucositis, peri-implantitis, implant success, and survival of implants in patients with treated generalized aggressive periodontitis: 3- to 16-year results of a prospective long-term cohort study. J Periodontol 2012 ; 83(10) : 1213 - 1225.

28. Cho-Yan Lee J, Mattheos N, Nixon KC, Ivanovski S. Residual periodontal pockets are a risk indicator for peri-implantitis in patients treated for periodontitis. Clin Oral Implants Res 2012 ; 23(3) : 325 - 333.

29. Pjetursson BE, Helbling C, Weber HP, Matuliene G, Salvi GE, Bragger U, Schmidlin K, Zwahlen M, Lang NP. Peri-implantitis susceptibility as it relates to periodontal therapy and supportive care. Clin Oral Implants Res 2012 ; 23 (7) : 888 - 894.

30. Quirynen M, Abarca M, Van Assche N, Nevins M: van Steeberghe D: Impact of supportive periodontal therapy and implant surface roughness on implant outcome inpatients with a history of periodontitis. J Clin Periodontol 2007 ; 34: 805-815, 2007.

31. Berglundh T, Stavropoulos A; Working Group 1 of the VIII European Workshop on Periodontology. Preclinical in vivo research in implant dentistry. Consensus of the eighth European workshop on periodontology. J Clin Periodontol 2012 ; 39(Suppl 12) : 1 - 5.

32. Renvert S, Polyzois I, Claffey N. How do implant surface characteristics influence peri-implant disease? J Clin Periodontol 2011 ; 38(Suppl 11) : 214 - 222.

● CHAPTER 5

1. Scharf DR, Tarnow DP. Success rates of osseointegration for implants placed under sterile versus clean conditions. J Periodontol 1993 ; 64(10) : 954 - 956.

2. 日本歯科麻酔学会(編集),日本歯科医学会(監修).歯科診療における静脈内鎮静法ガイドライン.2009.

● CHAPTER 6

1. 日本高血圧学会高血圧治療ガイドライン作成委員会.高血圧治療ガイドライン2009.東京:ライフサイエンス出版,2009.

2. 田中宏和,栗田浩,鎌田孝広,小池剛史.経口抗凝固薬(ワルファリン)内服患者の抜歯に関する検討.信州医誌 2010;58(6):301-305.

3. 米田俊之ほか.ビスフォスフォネート関連顎骨壊死に対するポジションペーパー.日歯周誌 2010;52(3):265-269.

4. 矢島安朝,中川洋一(編著).インプラントのトラブルシューティング-困ったときに即解決-.京都:永末書店,2009.

5. Ruggiero SL, Dodson TB, Assael LA, Landesberg R, Marx RE, Mehrotra B; Task Force on Bisphosphonate-Related Osteonecrosis of the Jaws, American Association of Oral and Maxillofacial Surgeons. American Association of Oral and Maxillofacial Surgeons position paper on bisphosphonate-related osteonecrosis of the jaw - 2009 update. Aust Endod J 2009 ; 35(3):119 - 130.

● CHAPTER 7

1. 中村公雄,多田純夫,藤井康伯,森田和子,宮前守寛,佐々木猛,重村宏.新版 現代の臨床補綴 歯周治療をふまえた補綴・インプラント治療.東京:クインテッセンス出版,2006.

2. 小野善弘,宮本泰和,浦野智,松井徳雄,佐々木猛.コンセプトをもった予知性の高い歯周外科処置 改訂第2版.東京:クインテッセンス出版,2012.

3. Schou S, Holmstrup P, Worthington HV, Esposito M. Outcome of implant therapy in patients with previous tooth loss due to periodontitis. Clin Oral Implants Res 2006 ; 17 (Suppl 2) : 104 - 123.

4. Gatti C, Gatti F, Chiapasco M, Esposito M. Outcome of dental implants in partially edentulous patients with and without a history of periodontitis: a 5-year interim analysis of a cohort study. Eur J Oral Implantol 2008 ; 1(1) : 45 - 51.

5. Roccuzzo M, De Angelis N, Bonino L, Aglietta M. Ten-year results of a three-arm prospective cohort study on implants in periodontally compromised patients. Part 1: implant loss and radiographic bone loss. Clin Oral Implants Res 2010 ; 21 (5) : 490 - 496.

6. 中村公雄,小野善弘,畠山善行,宮本泰和.予知性の高い補綴治療のための歯周外科の考え方と実際.東京:クインテッセンス出版,1994.

● CHAPTER 8

1. 寺西邦彦(監修),山口幸子(著).日常臨床&チーム医療に活かせる歯科衛生士臨床ビジュアルハンドブック.東京:クインテッセンス出版,2010.

2. 山口幸子,二階堂雅彦,沼部幸博(編著).歯科衛生士のための臨床インプラント講座 天然歯との違いを理解する・考える・伝える.東京:医歯薬出版,2011.

3. Shibli JA, Melo L, Ferrari DS, Figueiredo LC, Faveri M, Feres M. Composition of supra- and subgingival biofilm of subjects with healthy and diseased implants. Clin Oral Implants Res 2008 ; 19(10) : 975 - 982.

4. Apse P, Ellen RP, Overall CM, Zarb GA. Microbiota and crevicular fluid collagenase activity in the osseointegrated dental implant sulcus: a comparison of sites in edentulous and partially edentulous patients. J Periodont Res 1989 ; 24(2) : 96 - 105.

5. Isidor F. Loss of osseointegration caused by occlusal load of oral implants. A clinical and radiographic study in monkeys. Clin Oral Implants Res 1996 ; 7(2) : 143 - 152.

6. 加藤熈,押見一,池田雅彦(編著).ブラキシズムの基礎と臨床:原因・診断・対応.東京:日本歯科評論社,1997.

● CHAPTER 9

1. Lindhe J, Meyle J. Group D of European Workshop on Periodontology. Peri-implant diseases: Consensus Report of the Sixth European Workshop on Periodontology. J Clin Periodontol 2008 ; 35(8 Suppl) : 282 - 285.

2. 和泉雄一,児玉利朗,松井孝道.新インプラント周囲炎へのアプローチ.京都:永末書店,2010.

3. Lang NP, Berglundh T, Heitz-Mayfield LJ, Pjetursson BE, Salvi GE, Sanz M. Consensus statements and recommended clinical procedures regarding implant survival and complications. Int J Oral Maxillofac Implants 2004 ; 19 Suppl : 150 - 154.

4. Maynard JG Jr, Wilson RD. Physiologic dimensions of the periodontium significant to the restorative dentist. J Periodontol 1979 ; 50(4) : 170 - 174.

5. Nozawa T, Enomoto H, Tsurumaki S, Ito K. Biologic height-width ratio of the buccal supra-implant mucosa. Eur J Esthet Dent 2006 ; 1(3) : 208 - 214.

6. Goodacre CJ, Kan JY, Rungcharassaeng K. Clinical complications of osseointegrated implants. J Prosthet Dent 1999 ; 81(5) : 537 - 552.

7. Jung RE, Zembic A, Pjetursson BE, Zwahlen M, Thoma DS. Systematic review of the survival rate and the incidence of biological, technical, and aesthetic complications of single crowns on implants reported in longitudinal studies with a mean follow-up of 5 years. Clin Oral Implants Res 2012 ; 23(Suppl 6) : 2 - 21.

8. Pjetursson BE,Thoma D, Jung R. Zwahlen M, Zembic A. A systematic review of the survival and complication rates of implant-supported fixed dental prostheses (FDPs) after a mean observation period of at least 5 years. Clin Oral Implants Res 2012 ; 23(Suppl 6) : 22 - 38.

9. Romeo E, Storelli S. Systematic review of the survival rate and the biological, technical and esthetic complications of fixed dental prostheses with cantilevers on implants reported in longitudinal studies with a mean of 5 years follow-up. Clin Oral Implants Res 2012 ; 23(Suppl 6) : 39 - 49.

歯周病患者におけるインプラント治療のガイドライン
著者一覧

〔監著者〕

宮本泰和	(医)泰歯会　四条烏丸ペリオ・インプラントセンター（京都府京都市）
二階堂雅彦	(医)嚆矢会　二階堂歯科医院　歯周病・インプラント・クリニック（東京都中央区）

〔編著者〕

木村英隆	木村歯科歯周研究所（福岡県福岡市）
清水宏康	(医)清水歯科クリニック（東京都江戸川区）

〔著者一覧〕

石井肖得	AQUA石井歯科　宇部歯周再生インプラントクリニック（山口県宇部市）
海本一夫	(医)かいもと歯科（兵庫県神戸市）
佐々木　猛	(医)貴和会歯科診療所（大阪府大阪市）
土岡弘明	土岡歯科医院（千葉県市川市）
中島　康	なかじま歯科医院（大阪府高石市）
西岡信治	西岡歯科医院（愛媛県松山市）
長谷川嘉昭	長谷川歯科医院（東京都中央区）
牧江寿子	木原歯科医院（奈良県生駒市）
牧　幸治	牧歯科医院（福岡県福岡市）
松井孝道	松井歯科医院（宮崎県宮崎市）
守　篤彦	歯科クリニック守（宮城県名取市）
安増一志	(医)安増歯科医院（福岡県宗像市）
山口幸子	寺西歯科医院（東京都港区）、(医)皓嘉会　尾崎デンタルクリニック（千葉市市川市）
吉田　茂	吉田しげる歯科　歯周病・インプラント研究所（福岡県福岡市）
吉野敏明	吉野歯科診療所　歯周病インプラントセンター（神奈川県横浜市）

(50音順)

Biography

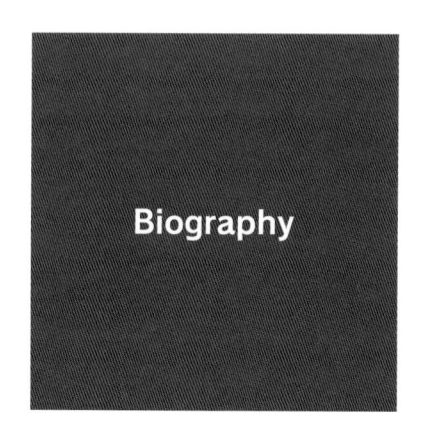

〔監著者略歴〕

宮本泰和（みやもと・やすかず）

1983年	岐阜歯科大学(現朝日大学)卒業
1986年	京都市中京区にて、宮本歯科医院開業
2000年	京都市下京区にて、泰歯会　四条烏丸ペリオ・インプラントセンター開業
2008年	JIADS 理事長(～2012年)
2011年	日本臨床歯周病学会理事長(～2012年)

＜所属学会・指導機関・役職など＞

日本臨床歯周病学会(指導医)、日本歯周病学会(専門医)、American Academy of Periodontology、Academy of Osseointegration、Osseointegration study club of Japan(特別顧問、常任理事)、朝日大学歯学部客員教授、東京医科歯科大学歯周病学分野非常勤講師

二階堂雅彦（にかいどう・まさひこ）

1981年	東京歯科大学卒業 東京歯科大学大学院歯科麻酔学教室(～1984年)
1994年	米国タフツ大学歯学部歯周病学大学院入学
1997年	米国タフツ大学歯学部歯周病学大学院卒業 米国歯周病専門医
2000年	東京都中央区にて、二階堂歯科医院　歯周病・インプラント・クリニック開業
2003年	米国歯周病学ボード認定医 (Diplomate, American Board of Periodontology)
2011年～	日本臨床歯周病学会副理事長

＜所属学会・指導機関・役職など＞

日本臨床歯周病学会(指導医)、日本歯周病学会、American Academy of Periodontology、Academy of Osseointegration、EPIC 研修会(主宰)、東京歯科大学水道橋病院臨床教授、東京医科歯科大学歯学部歯周病学分野非常勤講師

〔編著者略歴〕

木村英隆（きむら・ひでたか）

1990年	九州大学歯学部卒業 船越歯科歯周病研究所就職
1999年	船越歯科歯周病研究所退職 福岡市東区にて、木村歯科歯周研究所開業
2006年	福岡市中央区にて、木村歯科歯周研究所移転開業
2013年～	日本臨床歯周病学会専務理事

＜所属学会・指導機関・役職など＞

日本臨床歯周病学会(指導医)、日本歯周病学会(指導医)、日本顎咬合学会(認定医)、American Academy of Periodontology、ITI Membership、日本歯周病学会認定研修施設、九州大学歯学部ソシアルエクスポージャ研修施設、九州大学歯学部歯科医師臨床研修指導歯科医、船越歯周病学研修会(インストラクター)、TCU21歯周治療研修会(主宰)

清水宏康（しみず・ひろやす）

1995年	九州歯科大学卒業
1997年	東京都江戸川区にて、清水歯科クリニック開業
2005年	米国タフツ大学歯学部歯周病学大学院入学
2008年	米国タフツ大学歯学部歯周病学大学院卒業 米国歯周病専門医
2009年	米国歯周病学ボード認定医 (Diplomate, American Board of Periodontology)

＜所属学会・指導機関・役職など＞

日本臨床歯周病学会、日本歯周病学会、American Academy of Periodontology、Academy of Osseointegration、EPIC 研修会(講師)

クインテッセンス出版の書籍・雑誌は、歯学書専用
通販サイト『歯学書.COM』にてご購入いただけます。

PCからのアクセスは…
歯学書　検索

携帯電話からのアクセスは…
QRコードからモバイルサイトへ

歯周病患者におけるインプラント治療のガイドライン

2013年6月10日　第1版第1刷発行

監　　著　宮本泰和／二階堂雅彦
　　　　　（みやもとやすかず）（にかいどうまさひこ）

編　　著　木村英隆／清水宏康
　　　　　（きむらひでたか）（しみずひろやす）

発 行 人　佐々木　一高

発 行 所　クインテッセンス出版株式会社
　　　　　東京都文京区本郷3丁目2番6号　〒113-0033
　　　　　クイントハウスビル　電話（03）5842-2270（代表）
　　　　　　　　　　　　　　　　　（03）5842-2272（営業部）
　　　　　　　　　　　　　　　　　（03）5842-2279（書籍編集部）
　　　　　　web page address　http://www.quint-j.co.jp/

印刷・製本　サン美術印刷株式会社

©2013　クインテッセンス出版株式会社　　　　　　　　　禁無断転載・複写
Printed in Japan　　　　　　　　　　　　　　　　落丁本・乱丁本はお取り替えします
　　　　　　　　　　　　　　　　　　　　　　　　ISBN978-4-7812-0319-5　C3047
定価は表紙に表示してあります